DE LA

TAILLE PÉRINÉALE

CHEZ L'HOMME

PAR

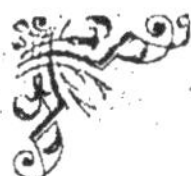

Mohammed DOURRY

(محمد دري جراح)

Né au Caire (Egypte),

MÉDECIN ÉGYPTIEN DE L'HÔPITAL DE KASR-EL-AINY, AU CAIRE,

Docteur en médecine de la Faculté de Paris.

AVEC 4 BELLES PLANCHES EN CHROMO-LITHOGRAPHIE
ET 24 FIGURES INTERCALÉES DANS LE TEXTE

PARIS

P. ASSELIN, SUCCESSEUR DE BÉCHET Jᴺᴱ ET LABÉ,

LIBRAIRE DE LA FACULTÉ DE MÉDECINE

ET DE LA SOCIÉTÉ IMPÉRIALE ET CENTRALE DE MÉDECINE VÉTÉRINAIRE

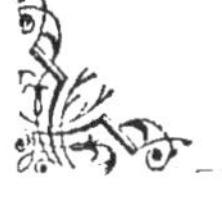

1869

DE LA

TAILLE PÉRINÉALE

CHEZ L'HOMME

Paris. A. Parent, imprimeur de la Faculté de Médecine, rue M'-le-Prince, 31.

DE LA
TAILLE PÉRINÉALE
CHEZ L'HOMME

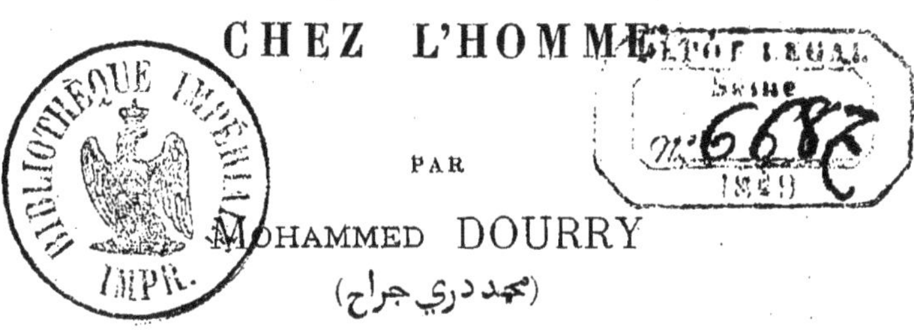

PAR

Mohammed DOURRY

(محمد دري جراح)

Né au Caire (Egypte),

MÉDECIN ÉGYPTIEN DE L'HÔPITAL DE KASR—EL—AINY, AU CAIRE,

Docteur en médecine de la Faculté de Paris.

ÉLÈVE DE LA MISSION ÉGYPTIENNE EN FRANCE

AVEC 4 BELLES PLANCHES EN CHROMO - LITHOGRAPHIE
ET 24 FIGURES INTERCALÉES DANS LE TEXTE

PARIS

P. ASSELIN, successeur de BÉCHET Jne ET LABÉ,

LIBRAIRE DE LA FACULTÉ DE MÉDECINE

ET DE LA SOCIÉTÉ IMPÉRIALE ET CENTRALE DE MÉDECINE VÉTÉRINAIRE

1869

DE LA

TAILLE PÉRINÉALE

CHEZ L'HOMME

INTRODUCTION

Lorsqu'une pierre, située dans la vessie, est assez volumineuse pour ne pouvoir être expulsée spontanément par la seule contraction du réservoir urinaire, le chirurgien possède deux moyens pour en débarrasser le malade : ou bien il la réduit à travers les voies naturelles en fragments assez petits pour être éliminés ensuite avec l'urine, ce qui constitue la *lithotritie*, ou bien il pratique une ouverture artificielle à la vessie afin d'extraire la pierre par cette voie. Cette seconde manœuvre constitue la *taille*. Il suffit de jeter un coup d'œil sur les rapports de la vessie : avec la paroi abdominale ou l'*hypogastre* en avant, avec le *rectum* en arrière, avec le *périnée* en bas, pour comprendre que cet organe est accessible par ces trois points.

Il existe donc trois grandes espèces de taille : la taille *hypogastrique*, la taille *rectale* ou *recto-vésicale* et la taille *périnéale*.

Dourry. 1

La taille hypogastrique, appelée encore *haut appa-reil*, est en quelque sorte l'œuvre du hasard, mais d'un de ces hasards comme il n'en arrive qu'aux hommes de génie. Elle fut imaginée par *Franco*. Cet illustre chirurgien, ne pouvant venir à bout de faire sortir une pierre par l'incision périnéale chez un enfant, et se trouvant, ainsi qu'il le raconte lui-même, dans une grande perplexité, eut l'idée de pratiquer à la vessie une incision au-dessus du pubis, ce qu'il fit séance tenante. Mais sa propre conduite l'avait effrayé au point qu'il ne donnait à personne le conseil de l'imiter. Cette taille n'en resta pas moins dans la pratique ; elle jouit même au XVIIe et au XVIIIe siècles d'une grande célébrité. Tout en n'étant pas absolument rejetée de nos jours, la taille hypogastrique constitue une mé-thode d'exception, réservée exclusivement aux calculs volumineux, et l'on peut affirmer même que si la li-thotritie périnéale conquiert les suffrages de tous les chirurgiens, la taille par le haut appareil ne trouvera plus de place que dans l'histoire.

La taille rectale ou recto-vésicale consiste à prati-quer à la paroi postérieure de la vessie, au niveau de la prostate et du trigone vésical une incision à travers la cloison recto-vésicale, que l'incision s'étende ou non à toute la longueur de la cloison jusqu'à l'anus.

Dupuytren raconte, dans son mémoire *Sur une nou-velle méthode de pratiquer la taille*, que cette opération est due à Sanson, l'un de ses élèves préférés, devenu à son tour maître illustre. Cette découverte à laquelle il donne de grands éloges, lui fit même suspendre pen-dant quelque temps les recherches qui devaient aboutir à la taille bilatérale. Sanson a cru sans doute imaginer cette manière de tailler, et nous pensons volontiers qu'il était de bonne foi en la proposant comme une chose absolument originale et neuve ; mais nous pouvons affirmer que la taille rectale était pratiquée dans mon pays, en Égypte, bien avant que le chirurgien français existât. En effet, jusqu'à ce que l'illustre Clot-Bey importât en Égypte le procédé opératoire de Vacca-Berlinghéri qui fut généralement adopté, la taille était surtout pratiquée par les barbiers et les empiriques sans aucune espèce de méthode. La maladie de la pierre est extrêmement fréquente en Egypte, beaucoup plus qu'en Europe ; or, deux seules incisions étaient couramment pratiquées : l'incision périnéale à la manière de Celse et l'incision rectale ; toutes les deux faites avec le doigt comme conducteur et un rasoir. La taille rectale est du reste complétement abandonnée en France et nous espérons bien qu'il ne tardera pas à en être de même en Égypte.

La taille périnéale est la seule qui soit à peu près universellement suivie aujourd'hui pour arriver jusqu'à la vessie. Elle offre, en effet, des avantages incontestables sur les deux précédentes, — elle met sûrement à l'abri de l'ouverture du péritoine, elle expose moins aux infiltrations d'urine, aux fistules urinaires consécutives, etc. ; de plus la taille périnéale, grâce aux nombreux travaux modernes, a acquis dans ces dernières années un haut degré de perfection.

Nous ne nous occuperons donc dans notre thèse que de la taille périnéale, et pour des raisons spéciales, nous ne la considérerons que chez l'homme.

Notre thèse contiendra les cinq chapitres suivants :

1° Notions anatomiques sur la région périnéale ;

2° Coup d'œil historique sur les différentes méthodes de taille périnéale;

3° Description de ces différentes méthodes ;

4° De leur valeur absolue et relative.

5° Des soins préliminaires et consécutifs à l'opération et de l'appareil instrumental.

CHAPITRE Ier.

On désigne sous le nom de périnée en chirurgie un espace triangulaire à base dirigée en arrière et à sommet dirigé en avant. — La base est constituée par une ligne fictive qui réunirait une tubérosité sciatique à l'autre, le sommet correspond à l'arcade pubienne; et les deux côtés sont formés par les branches descendantes du pubis et ascendantes de l'ischion. L'aire de ce triangle, fait très-important au point de vue qui nous occupe, présente des différences notables suivant les âges et aussi suivant les sujets. — Nous ne saurions chiffrer cette différence sur les sujets adultes, car c'est un point qui n'a pas été suffisamment examiné; il nous a été toutefois signalé et montré par M. Tillaux.

On rencontre au périnée, en procédant de la peau vers les parties profondes, les couches suivantes :

1° La peau avec son raphé médian et le tissu cellulaire sous-cutané renfermant quelques vésicules adipeuses.

2° Le *fascia superficialis* décomposable en deux feuillets l'un superficiel et l'autre profond.

3° L'aponévrose périnéale superficielle s'insérant à la lèvre externe des branches pubiennes et se réfléchissant en bas au niveau du bord postérieur du muscle transverse superficiel du périnée.

4° Sous l'aponévrose superficielle sur la ligne

médiane se trouvent le muscle bulbo-caverneux (*d. d.* planche II) et l'entre-croisement des fibres les plus élevées du sphincter externe (*a.*) de l'anus et celles du bulbo-caverneux, le bulbe de l'urèthre qu'il recouvre entièrement; en arrière du bulbe, les deux petites glandes de Cooper; sur les côtés les muscles ischio-caverneux (*e,e*), au-dessous desquels sont les racines des corps caverneux; en arrière et limitant la base du triangle périnéal, les muscles transverses superficiels du périnée (*gg*).

5° L'aponévrose périnéale moyenne appelée encore ligament de Carcassone, insérée sur les côtés à la lèvre interne des branches pubiennes, en haut à l'arcade du pubis et se réfléchissant en bas derrière le muscle transverse, pour se continuer avec l'aponévrose précédente de manière à former une loge complète; cette aponévrose est traversée vers son sommet par la portion membraneuse de l'urèthre.

6° Une seconde couche musculeuse constituée par le releveur de l'anus en arrière (*c*), par le muscle de Wilson en avant.

7° L'aponévrose supérieure du périnée ou aponévrose pelvienne tapissant le plancher du bassin et formant la paroi supérieure de la gaîne fibreuse qui enveloppe le releveur de l'anus.

Cette aponévrose périnéale profonde est traversée par la prostate, et la portion prostatique de l'urèthre. Au-dessus d'elle se trouvent la vessie en avant et le rectum en arrière.

Le périnée peut donc se subdiviser en trois étages : un inférieur, un moyen, et un supérieur. L'inférieur compris entre la peau et l'aponévrose superficielle ;

le moyen entre cette aponévrose et le ligament de
Carcassone; le supérieur entre ce ligament et l'aponévrose périnéale profonde.

Les artères du périnée proviennent de la honteuse
interne, branche de l'hypogastrique. Cette artère volumineuse est au niveau de la région périnéale, appliquée contre la face interne des branches ischio-pu-
biennes, comprise qu'elle est dans un dédoublement
de l'aponévrose de l'obturateur interne. Il est donc
bien difficile qu'elle puisse se présenter sous les
instruments du chirurgien. Il n'en est pas de même
de ses branches collatérales qui sont : l'artère superficielle du périnée (1, 1) occupant l'étage inférieur et
constituant plus loin dans le scrotum l'artère de la
cloison ; l'artère des corps caverneux et dorsale de la
verge, occupant l'étage moyen ; l'artère transverse
ou bulbeuse et enfin quelques branches hémorrhoïdales (2, 2) destinées à l'anus et au rectum. De ces
différentes artères, les plus souvent atteintes par le
chirurgien sont l'artère bulbeuse et les hémorrhoïdales. Les veines accompagnent les artères et n'offrent
qu'un intérêt secondaire, sauf toutefois les plexus
veineux prostatiques sur lesquels nous reviendrons
tout à l'heure.

Les nerfs suivent une distribution analogue à celle
des artères et ne fournissent aucune considération
utile relativement à la taille périnéale (3, 4, 5, 5).

Après avoir énuméré les différents plans qui constituent de bas en haut la région périnéale, il est
utile de revenir avec quelques détails sur trois organes qui sont de la plus haute importance dans la
taille périnéale. Je veux parler du bulbe de l'urèthre,

de la prostate et du col de la vessie (planche I).

Le bulbe est l'extrémité postérieure renflée de la portion spongieuse du canal de l'urèthre (r). Il se continue avec le reste de l'organe par une partie rétrécie appelée collet du bulbe et s'applique par sa partie renflée sur la face inférieure de la portion membraneuse. Ce qu'il importe au plus haut point de savoir pour le chirurgien, c'est que cet organe présente des dimensions variables, suivant les âges et suivant les sujets du même âge : très-peu prononcé chez l'enfant, il prend des proportions notables chez l'adulte pour arriver chez le vieillard à son summum de développement. Il importe essentiellement que le bulbe soit ménagé dans la cystotomie périnéale, sa blessure pouvant être le point de départ d'une hémorrhagie grave et d'une phlébite consécutive. Les recherches de M. le professeur Dolbeau sur ce point spécial, l'ont conduit à penser que la distance du bulbe à l'anus ne variait que très-peu à partir de l'âge adulte et que cette distance pouvait être évaluée à 15 millimètres en général. Les dissections que nous avons faites à l'amphithéâtre des hôpitaux dans le laboratoire de M. Tillaux sur un certain nombre de sujets de différents âges, nous autorisent à admettre de plus grandes variations dans la distance de l'extrémité du bulbe à l'anus ; chez quelques vieillards, ces deux organes arrivent presque au contact ; chez d'autres, la distance est de dix à douze millimètres. Nous pouvons donc dire à l'avance que le meilleur procédé de taille périnéale nous paraît être celui qui met le plus sûrement le bulbe à l'abri de l'instrument chirurgical. M. Dolbeau a fait cette remarque fort importante, c'est que le bulbe serait moins turgescent sur le vivant qu'il ne l'est sur le cadavre, surtout quand on a préalablement injecté le corps spongieux uréthral pour en mieux étudier la forme et les rapports.

La prostate (*m*) qui traverse le canal de l'urètre (portion prostatique) est nécessairement divisée dans la cystotomie périnéale. Le chirurgien doit se rappeler que cette glande affecte un rapport intime par sa face postérieure avec la face antérieure du rectum et qu'elle est traversée de sa base vers son sommet par les canaux éjaculateurs. Les bords de la prostate sont séparés des fibres les plus internes du releveur de l'anus (*u*) par une lame fibreuse résistante faisant partie des ligaments pubio-prostatiques, lame fibreuse que la plupart des chirurgiens conseillent avec beaucoup de raison, suivant nous, de ne pas dépasser avec les lames de lithotome. C'est qu'en effet, en dehors et dans l'épaisseur même de cette aponévrose latérale de la prostate, existe un plexus veineux considérable (1, 1), susceptible d'acquérir chez le vieillard un volume énorme. Ce plexus intéressé pendant l'opération peut être le point de départ d'une hémorrhagie et surtout de la phlébite. C'est pour éviter sûrement ce plexus, c'est pour ne pas inciser le corps de la vessie et par suite provoquer une infiltration d'urine dans le bassin que Dupuytren, Scarpa, Senn, Sappey, Jarjavay, etc., ont étudié avec tant de soin l'étendue des différents rayons de la glande. Malgaigne a vigoureusement fait ressortir la différence des résultats obtenus par plusieurs de ces observateurs. Nous acceptons comme l'expression la plus fréquente de la

vérité les mensurations de M. Sappey qui attribue
15 millimètres au rayon transversal et 22 millimètres
au rayon oblique inférieur. Les lames du lithotome
double incisant surtout ce diamètre oblique inférieur,
on voit que si l'on ajoute à ces dimensions la largeur
du canal lui-même, on pourra sans crainte pratiquer
une incision d'au moins 5 centimètres. Est-il préférable d'augmenter la largeur des incisions comme le
conseille Malgaigne, ou vaut-il mieux dilater le col
de la vessie ? c'est un point que nous aurons à exa-
miner plus tard.

Col de la vessie. — Ce point d'anatomie, envisagé spécialement dans ses rapports avec la cystotomie périnéale, a été étudié d'une façon remarquable par M. le
professeur Dolbeau. Nous empruntons à son *Traité
de la pierre* la description suivante :

« Le col de la vessie a été envisagé d'une manière
bien différente par les anatomistes de tous les temps.
Pour Galien et ses successeurs, le col de la vessie
était la portion rétrécie qui fait suite au réservoir urinaire ; cette partie comprenait par conséquent tout le
trajet que doit parcourir l'urine jusqu'à sa sortie par
le méat. Depuis, on a retranché au col, tel que nous
venons de l'indiquer successivement, la portion pé-
nienne de l'urèthre, puis le bulbe et enfin la région
membraneuse. Bichat considère le col de la vessie
comme étant simplement l'orifice vésical de l'urèthre.
Cette dernière détermination a été acceptée presque
généralement ; en effet, toutes les considérations
d'anatomie et de physiologie viennent corroborer
l'opinion de l'illustre anatomiste. Cependant, l'orifice

vésical de l'urèthre fait partie d'une région importante;
on trouve dans ce point la prostate, et lorsqu'un calcul
doit sortir du réservoir urinaire, il rencontre un
obstacle insurmontable qui tient à la présence autour
du canal de la glande et des tissus fibro-musculaires
qui l'environnent. Lorsqu'en médecine opératoire on
ouvre le col de la vessie, ce n'est pas seulement l'orifice uréthral qu'on sectionne, on tranche du même
coup le bourrelet muqueux de la prostate. Il y a donc
à l'origine de l'urèthre une petite région qu'on intéresse toujours dans les diverses tailles périnéales et
qu'on peut désigner sous le nom de col chirurgical
de la vessie. Nous décrirons successivement le col
anatomique et le col chirurgical.

Le col anatomique correspond à l'embouchure de
l'urèthre dans le réservoir urinaire, c'est l'orifice interne du canal. A l'état physiologique, l'origine de
l'urèthre dans la vessie se présente sous la forme d'un
orifice circulaire circonscrit par un bourrelet de la
membrane muqueuse. Cette ouverture se déforme
avec l'âge, les maladies; mais c'est à tort qu'on a décrit comme constituant l'état normal les diverses al-
térations pathologiques que nous venons de rappeler.
Le col anatomique de la vessie est fermé, mais on
peut facilement y introduire l'extrémité du petit doigt;
sous l'influence de la dilatation, il peut acquérir un
diamètre de 18 millimètres.

La structure du col anatomique comprend : 1° la
membrane muqueuse; 2° une couche de fibres longitudinales qui de la vessie pénètrent dans l'urètre; 3° le
sphincter de la vessie (constitué par des fibres muscu-
laires-circulaires sous-jacentes aux précédentes).

Le col chirurgical de la vessie, envisagé dans son ensemble, est la partie des voies urinaires qui succède immédiatement au réservoir. Le col commence à l'embouchure de l'urèthre dans la vessie et se termine à la pointe de la prostate ; on lui considère deux orifices, une cavité intermédiaire et des parois. On voit tout de suite qu'il y a une certaine analogie entre la disposition de cette partie et le col de l'utérus.

1° *Orifices*. — L'un est supérieur, c'est le col anatomique, nous n'y reviendrons pas. Cet orifice vésical de l'urèthre est situé à 3 centimètres en arrière de la symphyse pubienne et à 2 centimètres au-dessus de la ligne coccy-pubienne. L'orifice inférieur du col chirurgical est assez mal indiqué ; il correspond au sommet de la prostate et par conséquent à l'origine de la région membraneuse : il est placé à 1 centimètre au-dessus de l'aponévrose de Carcassonne ; sa circonférence a 8 millimètres de diamètre et peut acquérir 12 par la dilatation.

2° *Cavité*. — La région prostatique de l'urèthre constitue, à proprement parler, le col de la vessie, c'est-à-dire la partie rétrécie qui succède qui cède à la poche urinaire. La cavité du col, le golfe des prostates, comme l'appelle Lecat, n'existe guère qu'à l'état virtuel ; mais sous l'influence des maladies, elle peut acquérir des dimensions parfois considérables.

Cette portion de l'urèthre a la forme d'un fuseau ; elle a normalement 12 millimètres de diamètre et peut en acquérir, par la dilatation, 15 à 16. On observe dans son intérieur l'utricule prostatique et l'embouchur des conduits éjaculateurs. Remarquons en passant que c'est au sommet de la prostate que se trouve la partie du col chirurgical qui résiste le plus à la dilatation ; nous reviendrons, du reste, sur cette question à propos de la lithotritie périnéale.

3° *Parois du col.* — Les parois du col chirurgical de la vessie sont constituées : A, par la membrane muqueuse ; B, par une couche de fibres musculaires longitudinales ; C, par le plan des fibres circulaires de l'urèthre, dont l'anneau supérieur est bien distinct. Ces fibres sont lisses, tandis que celles qui constituent le sphincter vésical sont striées ; D, par une seconde couche de fibres longitudinales ; E, par le tissu glandulaire de la prostate qui entoure complétement le canal ; F, par des fibres musculaires entrecroisées et par de nombreux lacets veineux.

On a pu voir que la dilatation du col de la vessie était nécessairement limitée par la résistance des tissus qui entrent dans la composition de ses parois ; aussi a-t-on songé à augmenter l'orifice de sortie au moyen de débridements variés ; telles sont les incisions dites intra-prostatiques. »

Recherchant à son tour les rayons de la prostate, M. Dolbeau a trouvé 15 millimètres pour le rayon inférieur, et 18 pour le rayon oblique en bas. De ces expériences cadavériques, l'auteur conclut qu'il ne faut guère songer à extraire des calculs ayant plus de 3 centimètres, si l'on veut rester dans les limites de la prostate.

Nous bornons là les quelques considérations d'anatomie chirurgicale qui nous ont paru utiles pour faire bien comprendre la cystotomie périnéale. — D'ailleurs les deux planches qui accompagnent notre description serviront à la compléter. Nous ne terminerons pas sans faire remarquer que, si le périnée présente une hauteur et une largeur variables suivant les sujets, cela est encore bien moins contestable quant à la profondeur. La distance qui sépare la peau de la prostate varie dans des proportions considérables, suivant que le sujet est plus ou moins musclé, qu'il est plus ou moins chargé d'embonpoint et que le tissu cellulaire est ou non infiltré de sérosité. Un périnée très-profond constitue une sérieuse complication pour la taille périnéale.

CHAPITRE II

HISTORIQUE DE LA TAILLE PÉRINÉALE.

Faire un historique complet de la taille périnéale est une besogne si longue et si ardue, qu'il n'a pu nous venir à la pensée de tenter de l'entreprendre. Tant de travaux en effet ont été accumulés sur ce sujet depuis le xvie siècle ; tant de chirurgiens ont créé des procédés nouveaux ou plutôt des modifications aux méthodes principales qu'il faudrait un volume entier pour les faire connaître. Nous n'avons donc pas l'intention de faire un historique complet, c'est-à-dire de citer tous les travaux entrepris sur la lithotomie. Mais il est une chose qu'il nous a paru utile et intéressant d'essayer, c'est de rechercher l'idée d'après laquelle se sont guidés les chirurgiens à travers les siècles passés jusqu'à nos jours pour exécuter les différentes méthodes de taille périnéale. Nous verrons ainsi comment cette opération si défectueuse, si rudimentaire au début, a successivement acquis un degré de perfection notable, à mesure que l'anatomie et que la pathologie ont elles-mêmes fait des progrès. N'est-il pas évident que l'anatomie du bulbe de l'urèthre, que la connaissance des plexus veineux prostatiques, que surtout la decouverte de la phlébite et de l'infection purulente ont jeté une vive lumière sur l'opération qui nous occupe et sur les causes qui le plus souvent la rendent mortelle ?

Jusqu'au commencement du xvie siècle de l'ère chrétienne, la littérature chirurgicale, peu riche en

général, ne contient que des notions bien incomplètes
sur l'opération de la taille. Hippocrate, en effet n'en
parle que pour la proscrire, considérant que les empiriques seuls étaient dignes de pratiquer une si disastreuse opération ; c'est ce que nous prouve la for-
mule du serment. Pendant quinze siècles, la seule
méthode de taille connue a été celle décrite par Celse.
Bien que *Paul d'Egine* ait modifié l'incision aux téguments, ce n'en est pas moins la même méthode ; et
c'est encore elle qu'on retrouve dans les auteurs arabes
et dans les arabistes, tels que *Guy de Chauliac*, le plus
illustre de tous. Ce qui caractérise cette méthode, c'est
de n'être applicable qu'aux enfants.

Pourquoi Hippocrate proscrivait-il la taille? Pourquoi Celse (l'auteur romain ne faisant évidemment
que reproduire la pratique générale des chirurgiens
de son époque) déclare-t-il l'opération applicable seulement aux enfants et aux adolescents? C'est à n'en
pas douter que la cystotomie pratiquée sur l'adulte et
et les vieillards était tellement meurtrière qu'un
homme honnête et prudent ne devait point la tenter.
Et l'on conçoit aisément qu'il en fût ainsi, puisque la
pensée d'introduire un conducteur dans la vessie n'é-
tait pas encore éclose. Quoi de plus téméraire en effet, que d'aller sans guide, à travers le périnée d'un
adulte ou d'un vieillard, chercher un calcul jusque
dans la vessie? Ne devait-on pas fatalement produire
des désordres souvent mortels et sans même parvenir
jusqu'à la pierre? Nous en pouvons juger par la difficulté qu'ont les chirurgiens actuels à achever l'opération, si par malheur le cathéter est mal tenu, s'il se
déplace, si le chirurgien porte ses instruments en
dehors de la cannelure. La première manière du cé-

lèbre *frère Jacques*, nous en offrirait encore un exemple par les résultats désastreux qui l'obligèrent à quitter Paris, alors qu'il se servait d'un mauvais conducteur.

La taille sans conducteur est donc impraticable. Pourquoi, cependant, Celse la conseille-t-il chez les enfants? parce qu'à cet âge le périnée est peu profond, parce que les doigts introduits dans le rectum et recourbés en crochet, peuvent aller saisir la pierre dans la vessie, la porter sur le col, la faire proéminer à travers la peau du périnée, de façon à ce que l'incision des parties molles faite, elle vienne parfois s'échapper *gracieusement*, comme dit *Paul d'Egine*, à travers les lèvres de la plaie.

La pierre est dans ce cas un véritable conducteur et le meilleur de tous; aussi la condition indispensable à l'opération de Celse était-elle la présence de la pierre sur le col de la vessie et sa proéminence à travers les parties molles du périnée. C'est parce qu'on n'avait pas songé à introduire un conducteur dans la vessie, que cette grande question de thérapeutique chirurgicale est restée pendant tant de siècles immobile et sous le coup de l'anathème lancé contre elle par Hippocrate.

La plus grande découverte qui ait donc jamais été faite pour l'opération de la taille est celle du cathéter cannelé. C'est à partir de ce moment qu'elle a pu être appliquée à tous les âges et avec sécurité : quelle que soit la méthode employée, que l'incision soit transversale, oblique ou verticale, qu'on divise ou non le col de la vessie et la prostrate, qu'on se serve d'un lithotome à lame découverte où bien à lame cachée, ce ne sont là que modifications en vérité insignifiantes auprès de celles qu'a introduites le cathéter;

car, sans cet instrument, aucune de ces méthodes
n'aurait vu le jour, et nous serions aussi avancés
aujourd'hui qu'à l'époque de Celse. Il me paraît donc
logique de diviser l'histoire de la taille en deux grandes
périodes : la taille avant l'invention du cathéter, et la
taille depuis l'invention du cathéter.

La première période ne comprend qu'une méthode,
celle de Celse, modifiée d'une façon insignifiante par
ses successeurs.

La seconde période commence au xvi⁰ siècle avec
Jean des Romains ou *Jean de Romanis*. C'est ce grand
chirurgien en effet qui le premier, selon toute proba-
bilité, a eu, vers 1510, la lumineuse et féconde idée
d'introduire un conducteur dans la vessie. Sa méthode fut publiée à Venise en 1535, par son élève
Marianus Sanctus.

Jean des Romains se proposa dans sa nouvelle méthode de mettre l'urèthre de l'homme dans les mêmes
conditions que l'urèthre de la femme, frappé qu'il avait
été de la facilité avec laquelle cette dernière pouvait
rendre des calculs, même volumineux, par son urèthre
dilaté. Il pratiqua donc une taille purement uréthrale,
ne portant jamais d'instrument tranchant sur le col
de la vessie, ni sur la prostate. Le cathéter cannelé
introduit dans la vessie, il pratiquait sur les côtés du
raphé une incision verticale étendue du scrotum à
l'anus, arrivait sur la rainure du cathéter et ponctionnait l'urèthre. Dilatant ensuite le col de la vessie avec
des conducteurs qu'il appelait *itineraria*, il introduisait dans l'organe des tenettes et extrayait le calcul.
Si le calcul, à cause de son volume, ne pouvait sortir
par le col dilaté, il introduisait alors une tenette plus
volumineuse que la première et armée de dents, à

l'aide de laquelle il brisait la pierre, dont il saisissait ensuite les fragments isolément.

Nous verrons plus loin que cette méthode de Jean des Romains a été reprise par M. le professeur Dolbeau. qui l'a conduite à un degré de perfection qu'elle ne possédait pas alors.

Cette courte description suffit pour montrer quels immenses progrès avait accomplis d'un seul coup Jean des Romains. En présence des résultats obtenus par M. Dolbeau, ne pourrions-nous pas dire que l'idée du célèbre lithotomiste de Crémone contenait en germe tout l'avenir de la taille périnéale? Nous passerons rapidement sur la période qui suivit Jean des Romains ; sa méthode fut ignorée de la plupart des chirurgiens qui continuèrent à pratiquer la taille de Celse. Elle fut cependant enseignée à Laurent Collot, le premier de la dynastie des Collot. Laurent Collot obtint des résultats si merveilleux en appliquant la méthode de Jean des Romains, qu'il fut nommé par Henri II, en 1557, lithotomiste du roi et chargé exclusivement des calculeux de l'Hôtel-Dieu.

Pendant un siècle, la famille des Collot occupa de père en fils cette place éminente, et chose honteuse, ne voulut jamais divulguer la méthode employée. Ce n'est que par hasard qu'elle fut découverte, livrée à la publicité et reconnue pour n'être autre que celle décrite par *Marianus Sanctus*.

Jusqu'à la fin du xviie siècle, la chirurgie possédait donc deux méthodes pour tailler les calculeux : la méthode de Celse, appelée encore *petit appareil*, dans laquelle on incisait le col de la vessie ; la méthode de Jean des Romains, taille uréthrale, dilatation du col de la vessie et lithotritie périnéale, appelée encore *grand appareil.*

C'est alors qu'apparaît une troisième méthode, désignée sous le nom d'*appareil latéral*, par opposition aux deux appareils précédents : le *petit* et le *grand appareil.*

Cette méthode, qui pendant plus d'un siècle a fait presque oublier les deux autres, eut pour auteur *Jacques Beaulieu*, plus connu sous le nom de *frère Jacques.*

Ce frère arriva à Paris, en 1697, précédé d'une réputation de célèbre lithotomiste. C'était un empirique, ignorant absolument l'anatomie et la chirurgie, mais doué d'une hardiesse et d'un sang-froid extraordinaires. Il opéra publiquement d'abord sur des cadavres, en présence des chirurgiens de l'époque, et ensuite sur les vivants, à l'Hôtel-Dieu, d'après l'ordre du roi. Mais *frère Jacques* agissant en aveugle et avec de mauvais instruments eut dans les premières années des résultats désastreux. Il se servait, en effet, d'un conducteur non cannelé, faisait au périnée, sur le côté gauche, une incision partant de l'ischion et gagnant la racine des bourses ; il arrivait ainsi rapidement sur le col de la vessie qu'il divisait, ainsi que la prostate et souvent même le corps de la vessie, introduisait ensuite dans la plaie son doigt et par-dessus un conducteur, portait dans le réservoir urinaire une tenette et retirait le calcul. Peu de temps après, sur les observations de Méry, *frère Jacques* fit canneler son cathéter, mit plus de mesure dans son incision et obtint des résultats remarquables, surtout en Hollande, où il se retira après avoir été chassé de Paris.

Comment *frère Jacques* avait-il été conduit à faire
un taille latérale? Il est évident qu'il l'avait apprise
d'un opérateur ambulant, dont l'*Histoire de la Chirurgie* a même conservé le nom. *Frère Jacques* ne connaissait ni la méthode de *Celse*, ni celle de *Jean des Romains;* il ne connaissait nullement le nom des organes qu'il sectionnait; il était incapable par conséquent de spécifier les avantages qui lui faisaient
adopter une taille plutôt qu'une autre. Il savait, par
routine, qu'en pratiquant une incision de telle façon,
il devait aller dans la vessie; et il pratiquait cette incision hardiment, en homme ignorant les obstacles;
aussi les autopsies d'un certain nombre de malades
taillés par lui, montrèrent des plaies du rectum, des
artères honteuses internes, même de la paroi postérieure de la vessie. La méthode sinon inventée (le véritable inventeur en est inconnu, et était sans doute
un des nombreux opérateurs ambulants du moyen
âge), du moins vulgarisée par *frère Jacques*, était-elle
un progrès? Oui, certainement. Telle que la pratiquait
d'abord *frère Jacques*, ce n'était pas un progrès, puisqu'il avait des résultats moins bons que les autres chirurgiens, mais elle fut le point de départ de travaux importants et d'une véritable méthode régulière et scien-
tifique. Qu'on se rappelle, en effet, que la méthode de
Celse ne convenait qu'aux enfants; que la méthode de
Jean des Romains n'était qu'une taille uréthrale avec
dilatation du col vésical, et l'on comprendra que la
taille latéralisée devait rendre des services. En effet,
par le grand appareil, on ne pouvait extraire que des
calculs d'un petit volume, ou bien on déchirait l'orifice
vésical, ce que l'autopsie avait plusieurs fois démon-
tré; ou bien encore, si la pierre était tellement volumi-

neuse que les extractions les plus violentes n'avaient
pu l'amener au dehors, on avait recours au broiement,
mais avec des appareils imparfaits et souvent impuissants. Il y avait donc, dans l'opération de *frère Jacques*,
le germe d'une bonne opération, ou du moins d'une
opération supérieure pour un certain nombre de cas
à celle de Jean des Romains.

L'étrangeté du nouvel opérateur, la persécution
qu'il subit de la part des lithotomistes de Paris, le
rendirent extrêmement célèbre.

Une autre cause rend compte encore de l'émotion
profonde que produisit *frère Jacques* parmi les chirurgiens, c'est qu'à cette époque la taille cessa d'être un
monopole. Les charges de lithotomistes de l'Hôtel-
Dieu et de la Charité avaient cessé d'exister en même
temps que *Colot* et *Tolet;* l'opération n'était plus pratiquée dans l'ombre, les chirurgiens connaissaient les
méthodes employées, pouvaient en apprécier les in-
convénients, et recherchaient avidement tous les perfectionnements.

Ils furent longtemps néanmoins à adopter la méthode latérale, et ce n'est pas en France que l'idée
de *frère Jacques* fut d'abord fécondée. Le frère, re-
poussé de Paris, même après qu'il eut fait canneler
son cathéter et heureusement modifié sa première
manière, se retira en Hollande, et pratiqua à Amster-
dam plusieurs tailles suivies de succès. Il opéra
devant *Raw*, qui enseignait dans cette ville la chirurgie et l'anatomie. Ce chirurgien adopta la méthode
de *frère Jacques*, lui fit subir quelques perfectionnne-
ments, surtout dans l'appareil instrumental, et ne
tarda pas, à cause de ses nombreux succès, à acquérir une immense célébrité.

Malheureusement, *Raw* fit avec la méthode de *frère Jacques* ce que la famille *Colot* avait fait avec la méthode de *Jean des Romains*, il la tint secrète. Lorsque, dans son Cours de médecine opératoire, il en était arrivé à décrire l'opération de la taille, il disait à ses élèves : « Comme je suis principalement obligé de vivre et de subsister de cette opération, je ne vous en parlerai point du tout; si j'étais forcé à vous en dire quelque chose, ce que je vous en dirais ne serait pas vrai, c'est pourquoi j'aime mieux me taire tout à fait sur cet article; si vous pouvez apprendre ma méthode en me voyant tailler sur les vivants, je ne m'y oppose pas. » Puis il ajoutait, pour dépister évidemment ses élèves : « Du reste, lisez *Celse*. »

C'est également la méthode de *frère Jacques*, qui fut adoptée, avec quelques variantes, par *Cheselden*. Le chirurgien anglais donna à sa méthode un si grand retentissement que *Morand*, célèbre chirurgien français, se rendit en Angleterre pour apprendre une opération pratiquée d'abord dans son propre pays. Quelle que fût la forme des instruments employés par les différents opérateurs, l'incision des parties molles jusqu'à la vessie inclusivement se pratiquait en un seul temps avec le même lithotome. Une importante modification fut apportée par le chirurgien de Rouen *Le Cat*, dans l'incision des parties molles, vers l'année 1735. Il modifia le bistouri à lame cachée, appelé alors *Attrape Lourdeau*, et l'appliqua à la section des parties profondes.

Il pratiqua donc, en deux temps, la section des parties molles : dans un premier temps, il allait jusqu'au cathéter et ponctionnait l'urèthre; puis, introduisant dans la cannelure son bistouri à lame cachée, il sectionnait, dans un second temps, le col de la vessie et la prostate.

C'est vers la même époque que la taille latéralisée acquit le degré de perfection qu'elle n'a pas dépassé jusqu'à nos jours. Elle le dut à *frère Côme*. En 1743, le journal de Verdun publia, de la part d'un anonyme qui n'était autre que *frère Côme*, l'opération de la taille latéralisée, pratiquée avec un *nouveau lithotome caché* et une *nouvelle tenette* pour briser la pierre dans la vessie. *Le Cat* avait eu l'idée de faire, en deux temps, l'incision des parties molles, *Frère Côme* eut l'honneur d'imaginer l'instrument le plus propre à réaliser cette idée, instrument qui nous sert encore aujourd'hui.

Les différents temps de l'opération étaient devenus tellement précis, les instruments employés présentaient une telle sécurité, que la taille latéralisée d'après le procédé de *frère Côme*, fut adoptée en France, par tous les chirurgiens, jusqu'au commencement du XIXe siècle où commence, pour l'opération qui nous occupe, la période que l'on pourrait appeler moderne.

A l'époque où *Dupuytren* songea à donner une nouvelle méthode de lithotomie, il en existait donc trois principales : la méthode de *Celse*, uniquement mise en usage jusqu'au commencement du XVe siècle; celle de *Jean des Romains*, adoptée par un certain nombre d'opérateurs jusqu'à la fin du XVIIe siècle, et enfin la méthode de *frère Jacques*, modifiée, qui était alors universellement employée, car c'est à peine si on rappelait pour mémoire, à cette époque, le petit et grand appareil.

Dupuytren pensa que l'on pouvait pratiquer, des

deux côtés du périnée, une incision à peu près semblable à celle que l'on pratique seulement du côté
gauche dans la taille latéralisée, qu'on pourrait
obtenir une voie plus large et faire ainsi sortir des calculs plus volumineux; en effet, malgré les nombreux
brise-pierre et les nombreuses tentatives faites depuis
Jean des Romains, pour fragmenter la pierre dans la
vessie par la plaie périnéale, les gros calculs consti-
tuaient toujours la principale difficulté de la taille.
Ainsi que le fait observer le professeur *Dolbeau*, le
broiement de la pierre par le périnée n'avait jamais
été franchement admis par la majorité des chirurgiens et à l'époque de *Dupuytren*, on n'y songeait
même plus.

Pour réaliser son idée, *Dupuytren* avait besoin
d'un instrument nouveau, d'un lithotome, qui fît à
la fois l'incision des deux côtés. Ce lithotome double
existait il est vrai, on le trouve figuré dans plusieurs
ouvrages (ceux de *Heister* et de *Le Cat*), et décrit
sous le nom de *lithotome de Franco*. Mais les lames
étaient droites, parallèles à la gaîne, il avait été
construit, sans doute, pour effectuer la section du
col de la vessie dans la taille de *Celse*, ainsi que cet
auteur le conseille pour quelques cas.

Il ne pouvait donc être utilisé puisque les lames
devaient couper les rayons obliques inférieurs de la
prostate, et non les rayons transverses. M. *Charrière*,
dont l'habileté est connue, construisit le lithotome double, que nous connaissons et Dupuytren pratiqua alors
la taille qu'il désigna sous le nom de *bilatérale*.

On a dit que Dupuytren n'avait rien inventé, qu'il
avait tout simplement ressuscité la taille de Celse. C'est

une profonde erreur, et bien que Dupuytren l'ait reconnu lui-même dans son mémoire, un historien de
la taille ne peut accepter comme semblables deux méthodes aussi essentiellement différentes. Il n'y a de
commun que la direction de l'incision cutanée; tout
le reste diffère, ainsi que nous le ferons ressortir en décrivant la taille bilatérale.

De même que la taille latéralisée avait détrôné les
deux anciennes méthodes, ainsi la taille bilatérale
de Dupuytren usurpa en grande partie la place de la
première.

Grâce aux modifications successives apportées dans
l'appareil instrumental et dans le procédé opératoire,
la taille, tout en restant toujours une opération grave,
avait cependant été dégagée d'une partie des accidents qui entraînaient la mort des malades. En suivant néanmoins la série des idées qui avaient dirigé
les chirurgiens dans leurs tentatives de perfectionne-
ment, on pourra remarquer qu'ils avaient eu en vue
l'appareil instrumental, plutôt que les différents organes de la région périnéale. Lorsque furent accomplis les importants travaux de notre époque sur la
phlébite et l'infection purulente, on ne tarda pas à remarquer qu'un des plus redoutables accidents de la
taille était précisément l'infection purulente. Or, l'infection purulente avait le plus souvent pour point de
départ l'inflammation des veines coupées durant l'o-
pération. Le lithotome à lame cachée de Franco, le
lithotome double de Dupuytren, avaient réalisé un
véritable progrès à cet égard ; ils permettaient en effet de mesurer exactement les incisions du col de la
vessie et de la prostate, de ne pas dépasser les limites

de cette glande et de ménager ainsi le plexus veineux prostatique. L'aponévrose latérale de la prostate plus souvent respectée par ces mêmes méthodes, présentait ainsi une barrière plus efficace à l'infiltration urineuse.

On devra remarquer que jusqu'à présent nous n'avons jamais prononcé le nom de bulbe de l'urèthre. Jamais en effet aucun chirurgien n'avait encore songé à respecter cet organe. Si l'incision ne portait pas sur lui, cela était uniquement dû au hasard, à un hasard heureux, qui tenait à la disposition anatomique et non à la volonté de l'opérateur. Il est cependant bien évident que la section du bulbe, outre qu'elle peut donner lieu à une hémorrhagie immédiate assez abondante, mettait le malade dans les meilleures conditions pour être atteint de l'infection purulente, puisqu'un grand nombre de canaux veineux étaient largement ouverts.

Ces quelques considérations font tout de suite comprendre l'importance de la méthode de notre maître, M. le professeur Nélaton. La *taille prérectale* n'est pas, comme ont pu le croire quelques chirurgiens, une modification plus ou moins insignifiante de la taille bilatérale. Deux grandes idées font de la taille prérectale une véritable méthode qui, nous ne craignons pas de l'affirmer, l'emporte sur toutes les précédentes. Ne jamais intéresser le rectum, puisque c'est la paroi antérieure de cet organe que doit suivre le bistouri de l'opérateur, gagner ainsi le sommet du triangle recto-uréthral et ponctionner le canal au niveau du sommet de la prostate, éviter la section du bulbe qu'il est toujours possible, par cette méthode, de reporter en haut, quel que soit le niveau où il descende : telles sont les règles précieuses qu'a imaginées l'illustre chirurgien. M. Nélaton a donc su profiter de tous les travaux de ses devanciers, et a diminué notablement, parce qu'il a ajouté à la taille, la gravité de cette opération.

La section des parties molles du périnée faite en travers, expose à rencontrer sous le bistouri, les artères hémorrhoïdales, les artères bulbeuses ; l'incision verticale sur la ligne médiane devait mettre à l'abri de ce danger, à condition de la pratiquer entre le bulbe et l'anus. C'est ce qu'avait fait Buchanan, en instituant la taille *médiane sous-bulbeuse.*

M. le professeur Dolbeau a repris cette dernière idée, en se basant sur les dispositions anatomiques du bulbe, et a obtenu de très-bons résultats. Mais ce n'est pas à cela seulement que s'est borné M. Dolbeau, ainsi que nous le montrerons en décrivant plus loin la taille instituée par ce chirurgien. Il a remis en honneur l'opération de Jean des Romains, en y apportant toutefois de nombreux et utiles perfectionnements ; à la taille médiane sous-bulbeuse, ou comme il l'appelle, d'après Civiale, *médio-bilatérale,* M. Dolbeau a ajouté la dilatation du col de la vessie, et la lithotritie périnéale. Petite taille et fragmentation des calculs dans la vessie, c'est à cela que, suivant M. Dolbeau, doit tendre dorénavant la pratique chirurgicale.

En résumant ce chapitre historique, nous voyons que jusqu'au xvi⁰ siècle la taille a été faite sans conducteur en se guidant sur la saillie formée au périnée par le calcul ; elle ne pouvait donc présenter aucune sécurité et était du reste applicable à un très-petit nombre de cas. Avec l'invention du cathéter cannelé dû à Jean des Romains, la taille devient une opération régulière, elle est d'abord médiane, uréthrale avec dilatation du col de la vessie. On propose de fragmenter par la plaie périnéale les pierres trop volumineuses. Deux cents ans plus tard, frère Jacques institue la taille latéralisée, mais telle qu'il la pratiquait d'abord, cela ne constituait pas un progrès. — Grâce aux critiques de Mery, grâce à Lecat qui propose de sectionner les parties molles en deux temps, grâce surtout à frère Côme, l'appareil latéral acquiert un haut degré de perfection. — Dupuytren applique aux deux côtés du périnée la taille latéralisée qui devient alors bilatérale, et M. Nélaton, en vue surtout de ménager le bulbe de l'urètre, propose la taille prérectale. — Enfin M. Dolbeau, revenant aux idées de Jean des Romains, et mettant à profit tous les progrès importants réalisés depuis cette époque, imaginant de nouveaux instruments, exécute la taille médio-bilatérale sous-bulbeuse et la lithotritie périnéale.

Ces deux dernières méthodes sont les seules qui soient réellement aujourd'hui en présence, et l'avenir seul pourra décider laquelle il convient d'adopter définitivement.

CHAPITRE III.

DESCRIPTION DES DIFFÉRENTES MÉTHODES DE TAILLE PÉRINÉALE CHEZ L'HOMME.

Nous avons dit, dans le chapitre précédent, que la taille devait être divisée en deux grandes périodes en se basant sur la découverte du cathéter cannelé, instrument qui avait changé si profondément les conditions de cette opération.

La première période ne contenant qu'une seule taille, celle de Celse, nous suivrons l'ordre historique et décrirons donc successivement :

1° La taille de Celse, ou petit appareil ;

2° La taille de Jean des Romains, ou grand appareil ;

3° La taille latéralisée de frère Jacques, ou appareil latéral de frère Come ;

4° La taille bilatérale de Dupuytren ;

5° La taille prérectale de M. Nélaton ;

6° La taille médiane sous-bulbeuse avec lithotritie périnéale de M. Dolbeau.

1° *Taille de Celse, ou petit appareil.*

Nous prenons dans la traduction française du docteur *Des Étangs* la description suivante :

« L'opération de la taille est trop périlleuse pour souffrir aucune précipitation. On ne doit pas non plus l'entreprendre en tout temps, à tous âges, ni dans tous les cas; mais au printemps seulement, sur les sujets de 9 à 14 ans, lorsque le mal est de nature à résister à tous les remèdes, et qu'un plus long retard exposerait les jours du malade. Ce n'est pas qu'on ne puisse trouver en médecine d'heureuses témérités; mais c'est qu'ici les espérances sont trop souvent déçues et qu'à diverses époques surviennent des accidents divers, que j'aurai soin de signaler en décrivant la taille elle-même. Lors donc qu'on est résolu d'en venir à cette extrémité, il faut quelques jours avant y préparer le malade en ne lui laissant prendre en petite quantité que des aliments salubres et non glutineux et de l'eau pour toute boisson. Il devra pendant ce temps se livrer à la marche pour favoriser la descente du calcul vers le col de la vessie : c'est par le toucher qu'on peut reconnaître si la pierre occupe cette position. Dès qu'on a constaté la présence du corps, il faut prescrire un jour de jeûne à l'enfant, et le lendemain dans un endroit chaud, procéder à la taille de la manière suivante :

«Un homme vigoureux et intelligent s'asseyant sur un siége élevé, prend l'enfant sur ses genoux; il lui fait ensuite plier les jambes, l'oblige à tenir les mains appliquées aux jarrets en les écartant le plus possible et lui-même le maintient dans cette situation. Quand le sujet peut faire plus de résistance on rapproche deux siéges qui sont alors occupés par deux hommes robustes; les siéges et les jambes de ces aides sont attachés ensemble de manière à prévenir tout déplacement et l'enfant se trouve également assis sur deux genoux. Puis selon que ces hommes sont placés, l'un contient la jambe gauche et l'autre la droite, pendant que le sujet tient lui-même ses jarrets écartés. Qu'il y ait au surplus un ou deux aides, c'est toujours contre la poitrine qu'on doit appuyer les épaules du patient. Les téguments au-dessus du pubis, entre les îles, sont ainsi bien tendus et sans rides, et la vessie étant resserrée dans un espace étroit, il est plus facile de saisir la pierre. Indépendamment de ces précautions, on fait mettre sur les côtés deux hommes doués d'une force assez grande pour empêcher celui ou ceux qui tiennent l'enfant de chanceler. Alors le chirurgien, dont les ongles doivent être soigneusement coupés, introduit avec précaution dans l'anus, d'abord l'index, puis le médius de la main gauche qu'il a frottée d'huile. En même temps il appuie la main droite sur le ventre, mais doucement, de peur que les doigts pressant ainsi le calcul par deux points opposés, n'arrivent à blesser la vessie. Ce n'est point ici le lieu de se hâter, comme on peut le faire dans tant d'autres opérations ; et l'on ne doit au contraire procéder qu'avec la plus grande sûreté, car en blessant la vessie on détermine des convulsions qui peuvent devenir mortelles.

On commencera donc par chercher le calcul autour du col, et s'il s'y trouve en effet, il est moins difficile de l'extraire ; aussi ai-je dit, qu'on ne devait opérer qu'après avoir reconnu par des signes précis que la pierre occupe cette position. Si elle n'est point arrivée là, ou qu'elle soit retombée en arrière, il faut explorer le fond de la vessie avec les doigts de la main gauche, et de la main droite appuyer doucement sur le ventre et suivre tous les mouvements. Lorsqu'on a

rencontré la pierre, qui ne peut manquer de s'offrir
au doigt, il faut la conduire vers le col, avec d'autant
plus de soin qu'elle est plus petite et plus lisse, et
qu'en la laissant échapper on fatiguerait facilement la
vessie. Ainsi donc, la main droite, placée comme on a
dit, s'oppose au retour du calcul en arrière, tandis que
les deux doigts de la main gauche le font cheminer
en avant jusqu'au col. Arrivé là, si la forme du calcul
est oblongue en le pousse dans le sens de sa longueur ;
s'il est plat, on le dispose transversalement ; s'il est
carré, on le fait reposer sur deux angles ; s'il est plus
gros d'un côté que de l'autre, on le présente par le
bout le plus mince.

Lorsqu'il est rond, la forme indique assez qu'il est
indifférent de le placer de telle façon ou de telle autre ;
à moins cependant qu'il ne soit plus lisse par un
point, car ce serait alors cette partie qu'il faudrait
engager la première.

Dès que la pierre est parvenue dans le col de la
vessie, on fait aux téguments près de l'anus une incision semi-lunaire, qui doit pénétrer jusqu'au col, et
dont les angles sont un peu tournés vers les aines.

« *Cum jam eo venit, incidi juxta anum cutis plagâ lunatâ
usque ad cervicem vesicæ debet, cornibus ad coxas* (1)
spectantibus paulum. »

Puis, dans l'intérieur du croissant, on pratique sous

(1) Par le mot *coxas*, Celse a-t-il voulu dire les aines, comme
nous le croyons avec M. Des Étangs, ou bien a-t-il désigné les
ischions, comme le dit Dupuytren ? Ce point a donné lieu à de
nombreuses polémiques et ne nous paraît d'ailleurs que médio-
crement important ; car, dans les deux cas, c'est toujours une
incision dont la direction générale est transversale

la peau une autre incision transversale qui ouvre assez largement le col de la vessie pour que la plaie qui en résulte soit un peu plus grande que le calcul n'est gros. Ceux qui par crainte d'une fistule, que les Grecs nomment dans cette région χορυάδα, ménagent trop l'incision, tombent précisément dans cet inconvénient et le rendent plus grave, attendu que le calcul, tiré avec force, est obligé de se frayer une voie, s'il ne la trouve établie, ce qui est pernicieux et peut le devenir plus encore par la forme et les aspérités du calcul... Le col de la vessie étant ouvert, on aperçoit le calcul, dont la couleur est ici sans importance. S'il est d'un petit volume, on réussit, en le poussant en avant avec les doigts d'une main, à l'extraire avec l'autre main ; mais s'il est trop gros, on applique à sa partie inférieure un crochet disposé pour cette opération ; aminci par une extrémité, où il prend la forme demi-circulaire, cet instrument est poli par la face qui est en rapport avec les chairs, tandis que la face interne qui doit saisir le calcul est inégale et raboteuse.

Il est préférable de le choisir plutôt long que court, car le défaut de longueur lui enlève la force nécessaire pour l'extraction du calcul. Ce crochet, une fois en place, on s'assure par un double mouvement latéral que le calcul est bien saisi ; et si on le tient, en effet, il est en même temps ébranlé. Cette épreuve est nécessaire, parce qu'on peut craindre que le calcul, au moment où l'on cherche à l'attirer au dehors, ne s'échappe en dedans, et que l'instrument venant alors heurter les bords de l'incision ne la froisse violemment, ce qui constituerait, comme je viens de le dire, un accident fort grave.

Quand on est sûr de bien tenir la pierre, il faut, pour ainsi dire, dans le même instant, exécuter trois mouvements, un à droite, un à gauche, et le troisième en avant, mais le tout sans secousse et de façon à faire avancer la pierre par degrés. Cela fait, on élève l'extrémité du crochet pour l'engager plus avant, et ramener plus facilement le corps étranger; s'il est difficile de le saisir par la partie supérieure, on le prendra de côté; telle est la manière la plus simple d'opérer.

Lorsque le calcul est armé de pointes, ajoute Celse, il faut pratiquer avec précaution le toucher interne, de peur de blesser la vessie par une pression trop forte; après quoi vient le moment d'inciser, et pour cela bien des chirurgiens se contentent du scalpel. Mais Mégès, trouvant l'instrument trop faible, a répondu que si le calcul offrait plusieurs saillies, le scalpel diviserait seulement les parties dont les inégalités seraient recouvertes, sans toucher à celles qui se trouvent dans les enfractuosités; d'où la nécessité de pratiquer une nouvelle incision. En conséquence, il a imaginé un instrument droit, muni d'un rebord à l'extrémité supérieure, et s'élargissant en bas pour constituer un tranchant d'une forme demi-circulaire (1). Alors saisissant l'instrument entre deux doigts, l'index et le médius, et le pouce étant appliqué par-dessus, il le faisait agir en appuyant assez

---

(1) Megès ferramentum fecit rectum, in summa parte, labrosum, in Imâ semicirculatum, acutumque.

fortement pour couper à la fois et les chairs et les inégalités du calcul, s'il y en avait; par ce moyen, il donnait de suite à l'incision l'étendue convenable.

Quel que soit d'ailleurs le procédé employé pour ouvrir le col (1), il faut, si la pierre est rugueuse, l'avancer doucement au dehors et ne pas employer la violence sous prétexte de se hâter.....

Quand la pierre est trop grosse pour qu'on puisse espérer de la retirer sans déchirure du col, il faut la fendre en deux. Ammonius est l'inventeur du procédé qui lui a valu le surnom de *lithotomiste*, et qu'on exécute de la manière suivante :

Le crochet doit d'abord embrasser le calcul assez fortement pour le maintenir au moment de la percussion et l'empêcher de fuir en arrière. On prend ensuite un instrument d'une grosseur médiocre et qui va en s'amincissant par un bout pour former une pointe émoussée ; c'est cette extrémité qu'on appuie sur la pierre, tandis qu'on frappe sur l'autre bout pour la diviser. On évitera soigneusement de porter l'instrument jusqu'à la vessie, comme aussi d'y laisser tomber des fragments de calcul.

La taille de Celse se résume donc en ceci : accrocher le calcul avec l'index et le médius de la main gauche introduits dans le rectum et recourbés en crochet. Le chirurgien se dirigeant alors sur la saillie que fait le calcul au périnée, pratique sur cette saillie

______

(1) « Quocumque autem modo, cervix patefacta est. » Cette phrase indique évidemment qu'à l'époque de Celse, les chirurgiens avaient plusieurs procédés et sans doute plusieurs instruments, que ne décrit pas l'auteur, pour faire la section du col de la vessie.

une incision en travers et arrive ainsi en un temps
ou bien deux temps, selon le cas, sur le calcul, qu'il
saisit avec les doigts ou avec un crochet.

Si le calcul est trop gros pour sortir sans déchirer
le col, on le brise.

La direction de l'incision extérieure, la configura-
tion des instruments purent bien être modifiées dans
les siècles suivants, ainsi qu'on le voit par le texte de
Paul d'Égine, mais c'est toujours la même taille,
la section des parties molles est pratiquée sur la saillie
que forme le calcul au périnée. — Aucun conducteur
n'est introduit dans la vessie.—Comment donc a-t-on
pu dire que la taille bilatérale de Dupuytren et la
taille de Celse n'étaient qu'une seule et même méthode?

2° Taille de Jean des Romains, ou grand appareil.
(Planche III, n° 1).

Nous prenons dans les Institutions de chirurgie de
Laurent Heister, les principaux détails relatifs à la
taille découverte par Jean des Romains.

Les instruments nécessaires pour l'exécution de
cette méthode de taille sont : des sondes de cuivre ou
d'argent de volume variable pour s'assurer de la présence de la pierre, des sondes cannelées de différentes
dimensions.—Un bistouri spécial, connu sous le nom
de lithotome, ressemblant à nos lancettes dites à grain
d'orge et qu'on enveloppe d'une bandelette de linge,
de façon à ce qu'il n'y ait que la pointe qui paraisse.
Deux conducteurs ou itinerarii : le premier armé
d'un bec à son extrémité, s'appelle conducteur mâle,
et l'autre, dont le bout est fendu, conducteur femelle ;

tous les deux ont un manche en forme de croix. Il faut aussi avoir différentes tenettes de volume et de forme variables; un crochet semblable à celui décrit par Celse; une cuiller oblongue qui a un bouton à l'une de ses extrémités et dont on se sert comme d'un stylet. — Si la pierre est grosse, on se sert en outre d'un dilatatoire composé de deux branches susceptibles de s'écarter et de n'agir en conséquence que sur un des diamètres du col.

Le malade étant convenablement tenu sur une table présentant un plan incliné, le chirurgien introduit le cathéter dans la vessie et cherche de nouveau la présence de la pierre. Il incline un peu la partie courbe de la sonde qui est dans la vessie et dans l'urèthre, vers le côté gauche du périnée, en amenant le pavillon et la verge en même temps vers l'aine droite et la fait tenir avec soin dans cette situation par un aide, qui, de l'autre main, relève les bourses. Par ce moyen la convexité de la sonde faisant saillir le périnée, montrera assez bien aux yeux et surtout aux doigts, l'endroit de l'urèthre où l'on doit faire l'incision. L'opérateur, tirant alors, avec les doigts de la main gauche, la peau du périnée vers le côté droit et prenant, avec la droite, le lithotome enveloppé de linge qu'il tient comme une plume à écrire, fait l'incision à la partie moyenne gauche du périnée auprès du raphé (planche III, n° 1) et coupe la peau et la graisse. Il porte ensuite le doigt dans la plaie pour découvrir la sonde, et s'étant assuré de sa position, il plonge le bistouri de manière que sa pointe entre dans la cannelure de la sonde et il incise l'urèthre en ligne droite en descendant vers l'anus, car dans cette méthode, on fait l'incision à l'urèthre seulement et l'on respecte le col de la vessie. La grandeur de la plaie extérieure doit varier, suivant la taille du sujet et la grosseur de la pierre. En général, elle doit toujours avoir au moins deux travers de doigt chez les enfants et trois ou quatre chez les adultes. Quant à l'incision de l'urèthre elle s'étend à travers le bulbe jusqu'au col de la vessie. L'opérateur quittant alors le bistouri, porte l'ongle de l'index ou du pouce gauche dans la rainure du cathéter. Il prend ensuite le conducteur mâle et l'introduit avec précaution dans la vessie par la rainure de la sonde, et lorsqu'il y est parvenu, retire doucement le cathéter.

Après avoir ainsi introduit le conducteur mâle dans la vessie, on fait entrer son bec dans la cannelure du conducteur femelle ; on fait glisser celui-ci sur le premier, et à sa faveur, on le conduit sans violence et sans danger à travers le passage étroit du col de la vessie, jusque dans la cavité de ce viscère. Alors on prend les deux conducteurs par leur manche et on les écarte peu à peu l'un de l'autre en dehors, ce qui produit une dilatation du col de la vessie.

On prend ensuite une tenette droite que l'on porte avec précaution et bien fermée dans la vessie, entre les deux conducteurs, ce qui contribue encore à dilater le col de la vessie.

La tenette introduite dans la vessie, on retire les conducteurs et l'on écarte à plusieurs reprises les branches de ces tenettes, pour dilater davantage la plaie, après quoi on la ferme de nouveau et on cherche la pierre. Lorsqu'on a trouvé la pierre, il faut ouvrir doucement la tenette avec les deux mains, la mouvoir

de côté et d'autre, et charger la pierre de façon, si faire
se peut, qu'une des branches de la tenette se trouve
au-dessous et l'autre au-dessus. La pierre saisie, on
la tire avec la plus grande circonspection en faisant
plusieurs mouvements de droite et de gauche et en
appuyant la tenette sur le rectum, où les parties
cèdent facilement.

Lorsqu'après avoir chargé la pierre, si les branches
de la tenette se trouvent extrêmement écartées l'une de
l'autre, l'extraction devient impossible ou du moins
on ne pourrait la faire sans causer de très-grands
déchirements à la vessie, et surtout à son col et à la
prostate.

Si donc les efforts de l'opérateur pour la faire sortir
sont impuissants, on prendra le parti de la rompre
au moyen d'une tenette dentelée qui doit être une
fois plus grosse que les tenettes ordinaires, et si on
en vient à bout, on tirera ensuite les fragments l'un
après l'autre.

Lorsqu'on ne réussit pas à briser la pierre, c'est
alors que *Marianus Sanctus*, élève de Jean des Romains,
conseille d'employer le dilatatoire dans le but d'a-
grandir la plaie.

Telle est en résumé la méthode appelée *grand appareil*, à cause du nombre d'instruments nécessaires
pour la pratiquer :

Taille urétrhale, médiane (1), avec dilatation du col
vésical et broiement de la pierre par le périnée

---

(1) Elle n'était pas exactement médiane, puisque, à cause sans
doute de la crainte qu'avaient les anciens d'inciser le raphé,
Jean des Romains sectionnait les parties molles sur le côté gauche de cette ligne.

(planche III, n° 1), lorsqu'elle est trop volumineuse pour passer. On conviendra qu'elle constituait un immense progrès sur la taille de Celse, progrès dû principalement à la découverte du cathéter cannelé. Les chirurgiens des XVIe et XVIIe siècles apportèrent quelques modifications dans l'appareil instrumental et dans le procédé opératoire, mais le fond de la méthode resta le même jusqu'à l'apparition de la taille latéralisée.

3° *Taille latéralisée ou appareil latéral.* (Planche III, n° 5).

Nous avons rappelé, dans notre chapitre historique, comment cette méthode fut importée à Paris par frère Jacques, et nous avons vu que Raw, Cheselden, etc., lui firent subir d'importantes modifications, jusqu'à ce que Le Cat, et surtout frère Côme l'eussent portée à son plus haut degré de perfection. Nous allons donc décrire la taille latéralisée, telle qu'elle fut publiée par frère Côme dans le *Journal de Verdun*, en 1748.

Il est inutile de décrire le lithotome caché de frère Côme que tout le monde connaît (fig. 1).

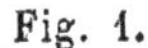

Fig. 1.

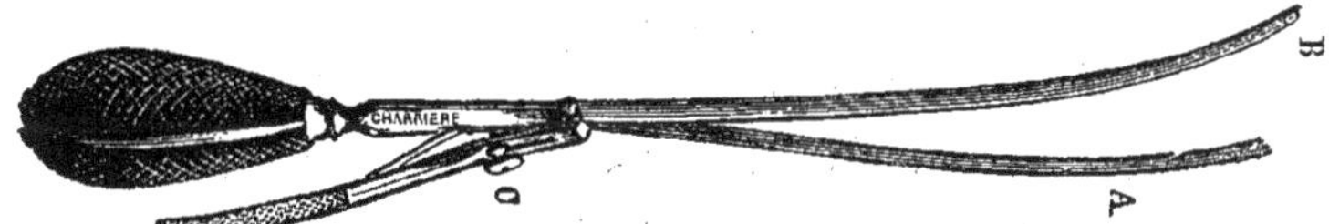

Le malade étant placé convenablement, on introduira le cathéter dont la courbure crénelée doit regarder l'espace qui est entre le rectum et la tubérosité de l'os ischion ; l'opérateur donne la plaque de la sonde à tenir à celui qu'il en croit le plus capable entre ceux qui lui aident : il la place lui-même auparavant

et il a soin qu'elle fasse le plus de saillie qu'il se peut
au côté gauche.

Le même qui tient la plaque de la sonde tient le
scrotum élevé avec son autre main.

L'opérateur prend un bistouri ou tel autre instrument qu'il juge à propos, pourvu qu'il soit tranchant
d'un côté et pointu par le bout, et il se place vis-
à-vis de la fesse droite du malade, et tire la peau du
côté du raphé qui répond entre le rectum et la tubérosité de l'ischion gauche. Alors il plonge la pointe
de son bistouri à demi couché à côté du raphé, vers le
milieu du muscle accélérateur gauche et fait son incision en descendant jusque vis-à-vis la tubérosité, en
sorte que cette ouverture, si c'est un adulte, puisse
avoir 2 pouces au moins de longueur; on y re-
tourne une seconde et même une troisième fois,
et enfin jusqu'à ce qu'on ait coupé l'épaisseur des
graisses et qu'on sente bien distinctement la cannelure
de la sonde avec le bout du doigt index de la main
gauche par le fond de la plaie. Alors on y plonge, en
glissant, la pointe du bistouri, son dos tourné du côté
du fond de la cannelure de la sonde; on découvre la
sonde d'environ 7 à 8 lignes en descendant. Cette
ouverture, pour qu'elle soit bien, doit se trouver précisément au milieu du muscle accélérateur gauche
en le prenant dans sa largeur et un peu postérieu-
rement au-dessous de son milieu en le prenant dans
sa longueur.

Cette incision faite, on introduit la languette du lithotome cachée sur la crénelure de la sonde, et après
s'être bien assuré qu'elle y est, l'opérateur va chercher
la plaque de la sonde avec la main gauche, et après

s'être bien assuré de nouveau que la languette de l'instrument est dans la crénelure, ce qu'il sent par la résistance mutuelle des deux instruments, alors il relève la courbure de la sonde sous l'arcade du pubis, en la suivant avec la languette du lithotome. Ensuite étant sûr que le bec de la sonde est dans la vessie, il pousse doucement son lithotome dont il approche le manche de celui de la sonde d'environ 4 à 5 pouces; et quand la languette est parvenue à la vive arête du bec de la sonde, ce qui est un signe certain que l'instrument est dans la vessie, alors il dégage la sonde d'avec le lithotome et il la retire de la vessie et hors du canal. Ensuite il reconnaît la pierre avec son lithotome, et après l'avoir bien reconnue, il juge de sa grosseur et détermine par le manche de l'instrument la grandeur de l'ouverture dont il a besoin. Cela fini, il porte le dos de son instrument sous l'arcade du pubis, et fait regarder le tranchant suivant la détermination de l'incision extérieure. Après quoi, il appuie la queue de son bistouri contre la face de la virole de son manche qui la regarde, et retire ainsi son instrument tout ouvert jusqu'au dehors de la vessie, ayant ouvert tout le trajet latéral inférieur du côté gauche du col de la vessie, en commençant par les prostates, qu'il prend du dedans en dehors; aussi sont-elles toujours coupées bien nettes, et il continue avec la même exactitude l'ouverture jusqu'au dehors.

L'instrument ayant abandonné la plaie, on y entre avec le doigt aussi librement qu'on veut, et on touche la pierre. Si on ne veut pas y introduire la tenette seule, on peut la précéder avec le bouton; l'ouverture est si exactement faite, qu'il n'y a point de fausses

routes à craindre. On prend la pierre qui sort fort aisément, et si elle est trop grosse pour l'ouverture,
celle-ci se prolonge sans beaucoup de peine et sans
aucune déchirure forcée. Il n'y a rien d'essentiel qui
s'y trouve intéressé, tel que l'artère honteuse interne,
le verumontanum ou la vésicule séminale gauche.
Frère Côme fait ensuite ressortir l'avantage de son
nouvel instrument, et donne la description d'une nouvelle tenette destinée à broyer les pierrres par le périnée, lorsque l'incision n'était pas suffisante pour les
laisser passer.

La taille latéralisée a été pratiquée conformément à
la description précédente, jusqu'à ce que Dupuytren
eût imaginé la taille bilatérale, dont nous allons main-
tenant donner une courte description.

4° *Taille bilatérale*. (Planche III, n° 4.)

Lorsque Dupuytren songea à proposer une nouvelle méthode de taille, on pratiquait exclusivement,
ou à peu près, la taille latéralisée. Ce chirurgien, cher-
chant les causes de la mortalité après l'opération de
la taille, pensa que les grandes incisions en étaient la
cause. « En effet, dit-il dans son mémoire, les larges
incisions déterminent des inflammations, parce qu'elles
dépassent les limites du col de la vessie, celles de la
prostate, et qu'elles mettent l'urine en contact avec le
tissu cellulaire du bassin. » Nous trouvons dans le
passage suivant la pensée tout entière de Dupuytren :
« Puisque les dangers de l'opération de la pierre, pratiquée selon la méthode dite latéralisée, proviennent
ou des inflammations qui résultent de l'étroitesse des
ouvertures faites au col de la vessie et des efforts

qu'elles nécessitent, ou des hémorrhagies qui sont la
suite de la trop grande étendue donnée à ces ouvertures, il semblait qu'en partageant l'incision entre les
deux côtés du périnée, du col de la vessie et de la
prostate, et que, en réduisant pour chaque côté l'incision à la moitié de son étendue totale, on pourrait
obtenir, avec beaucoup moins de dangers d'hémorrhagie, une ouverture plus grande, plus propre à faciliter l'extraction de la pierre et à éviter les causes
d'inflammation que par la taille latérale; il semblait,
enfin, que cette combinaison de deux incisions semblables, bornées à des parties qu'on peut intéresser
sans danger, satisfaisait aux deux grandes indications
de toutes opérations de la pierre bien faites, c'est-à-
dire donner une grande ouverture et épargner les
vaisseaux. »

Pour exécuter cette opération, Dupuytren imagina
le lithotome double (fig. 3, page 71), qui fut exécuté
par M. Charrière, instrument excellent, dont nous
nous servons tous aujourd'hui.

Il est étonnant que Dupuytren n'ait point songé
qu'une des causes fréquentes des inflammations dont
il parle (et qui n'étaient autres que la phlébite et l'infection purulente) était la section du bulbe de l'urèthre.

Voici la description du procédé opératoire faite par
Dupuytren dans son mémoire :

« Le malade doit être placé et maintenu comme s'il
s'agissait de pratiquer la taille latéralisée ordinaire...

« Le cathéter (fig. 2) introduit dans la vessie et ayant

Fig. 2.

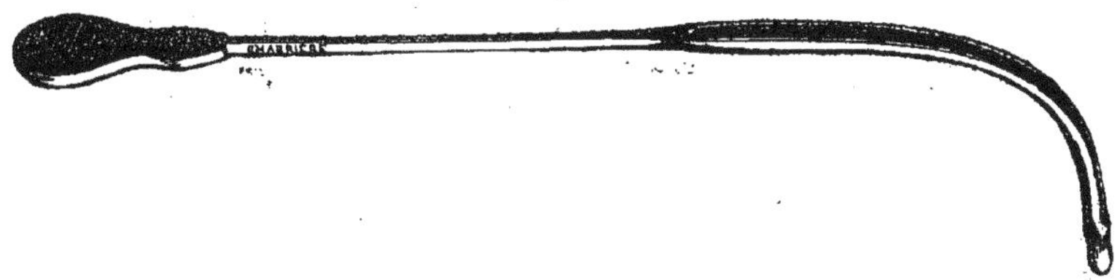

servi de nouveau à reconnaître l'existence et le volume approximatif de la pierre, le chirurgien doit lui donner une direction verticale, la tige faisant avec l'axe du corps un angle droit (planche IV), et sa courbure devant être plutôt élevée sous la concavité de la symphyse qu'appuyée en bas et en arrière, du côté du rectum. Un aide habile et sûr doit le maintenir dans cette position ; armé du couteau à double tranchant, le chirurgien fait au périnée (planche III, n° 4) une incision courbe, transversale, embrassant l'anus par sa concavité, et coupant le raphé environ à 6 lignes au devant de cette ouverture. La peau, le tissu cellulaire élastique sous-cutané et *la partie postérieure du bulbe de l'urèthre* doivent être successivement divisés dans la même étendue, jusqu'à ce qu'on sente distinctement le cathéter et sa rainure.

« Il importe, durant cette partie de l'opération, de ne point perdre de vue la direction du canal de l'urèthre et ses rapports avec l'intestin. L'instrument doit être éloigné avec soin du renflement et de la courbure antérieure de celui-ci, et marcher suivant le trajet d'une ligne qui s'étendrait de l'anus à la face antérieure de la vessie et à l'hypogastre. Plus d'une fois, sur le cadavre, le bistouri, porté trop en arrière, est tombé sur la partie postérieure du triangle uréthro-anal, et a pénétré dans le rectum au lieu d'arriver dans le conduit excréteur de l'urine.

« La paroi inférieure de l'urèthre doit être incisée avec la pointe du bistouri à lame fixe, laquelle, étant tranchante sur ses deux bords, peut aisément, par un léger mouvement de va-et-vient, découvrir la rainure du cathéter dans l'étendue à de 3 à 4 lignes.

L'ongle du doigt indicateur de la main gauche, resté dans la plaie, doit être introduit dans la cannelure du cathéter et servir de guide au lithotome (fig. 2),

Fig. 3.

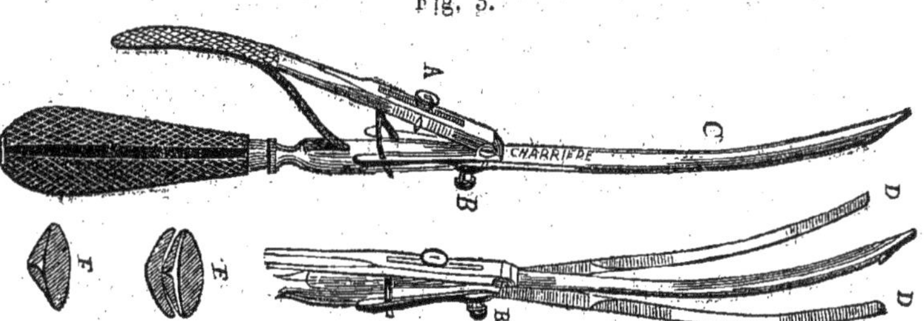

dont l'extrémité mousse pénètre sans efforts par l'incision faite. Il convient de diriger alors la convexité de la courbure de sa tige en bas, du côté du rectum, afin que la concavité se couchant sur le cathéter et s'accommodant à la direction des parties, on puisse le faire plus aisément glisser jusqu'à la vessie. Le contact immédiat bien connu de deux corps métalliques annonce que le lithotome est bien placé, et le chirurgien saisissant alors le cathéter de la main gauche, afin de le soulever vers la symphyse du pubis, et d'enfoncer davantage son bec dans le réservoir de l'urine, le lithotome y est poussé en même temps.

« Le cathéter doit être retiré aussitôt que la sortie de l'urine entre les deux instruments et le contact de la pierre annoncent que ce second temps de l'opération est achevé. Le lithotome est ensuite retourné de manière à présenter en bas la concavité, et après s'en être servi comme d'une sonde exploratrice, afin de mesurer encore le volume et de reconnaître le gisement du calcul. Le chirurgien l'amène, et le retire avec lenteur en abaissant graduellement son manche vers l'anus jusqu'à ce que les lames soient entièrement dégagées.

« Il convient, après la sortie du lithotome, de porter dans la vessie le doigt indicateur de la main gauche, afin de mesurer l'étendue des incisions faites, de s'assurer de l'état des parties et de servir à son tour de guide aux tenettes...... on fait ensuite l'extraction du calcul.

« Les détails dans lesquels nous sommes entré, ajoute en terminant Dupuytren, suffisent pour faire pressentir la supériorité de la nouvelle manière d'opérer sur celle qui a réuni jusqu'à ce jour la majorité des suffrages. »

Les espérances de Dupuytren se sont-elles réalisées? La taille bilatérale est-elle moins meurtrière que la taille latéralisée? Nous ne saurions exactement répondre à cette question ; il est toutefois piquant de faire remarquer que, dans le mémoire même de Dupuytren, on trouve un argument très-sérieux contre sa méthode.

En effet, page 4, donnant un relevé des opérations de taille pratiquées avant sa méthode, y il en a 356 sur lesquelles 61 morts et 295 guéris, soit 17 morts sur 100 opérés.

A la fin du mémoire, page 32, existe un second relevé des opérations faites depuis l'invention de la méthode, dans lequel on voit que sur 89 opérations, il y a eu 19 morts, c'est-à-dire beaucoup plus que dans le premier tableau. Il est vrai que Sanson et Bégin, chargés de la publication du mémoire de Dupuytren, préviennent le lecteur de n'ajouter qu'une confiance médiocre à son second tableau, mais alors, pourquoi l'avoir publié?

5° *Taille prérectale* (Planche III, n° 3).

Nous avons déjà indiqué comment M. le professeur Nélaton a été conduit à pratiquer la taille prérectale. On pratique cette taille de la manière suivante :

Le malade est couché sur un lit, comme il a été dit plus haut, les cuisses doivent être écartées de façon à montrer le périnée tout à fait à découvert ; la région sur laquelle on va opérer sera en face du jour, de manière que les rayons de la lumière tombent horizontalement sur la plaie ; on chloroformise le malade et l'on introduit dans la vessie un cathéter cannelé (fig. 2) qu'un aide soutiendra dans la direction de la ligne moyenne du périnée.

« Le double but que l'on se propose, dit le professeur, quand on pratique cette taille, est :

« D'éviter la blessure du bulbe de l'urèthre, et l'on comprend tout de suite qu'il faut se rapprocher de l'anus pour éviter cet accident ;

« 2° De pratiquer l'ouverture de l'urèthre dans un point bien déterminé, et d'accomplir ce temps important de l'opération avec la précision qui convient. »

On commence par explorer la paroi antérieure du rectum avec l'index, pour déterminer très-exactement le point qui correspond au sommet de la prostate, et surtout la distance de ce sommet au bord antérieur de l'anus, afin de savoir d'avance dans quelle étendue il faudra décoller cette paroi pour arriver au point qu'il faudra ponctionner. Par cette exploration rectale, on reconnaît en même temps le cathéter vers le sommet de la prostate, et l'on est sûr d'avoir le doigt sur ce point de la glande, quand, à mesure qu'on s'éloigne en avant ou en arrière, on cesse de sentir le cathéter. Cela s'explique par la direction de l'urèthre pendant qu'il traverse la prostate, puisque M. Sappey a prouvé que la direction de ce canal dans cette glande est dans un sens diagonal, c'est-à-dire en allant de la partie supérieure de la base vers la partie inférieure de son sommet. Chez les sujets où la prostate est très-petite, on sent très-bien la cannelure du cathéter à travers la paroi inférieure de la glande.

Le sommet de cette glande correspond précisément au sommet de l'angle que forme la seconde portion du rectum avec la troisième, c'est-à-dire là où cet intestin change sa direction antéro-postérieure pour se porter verticalement en bas.

L'espace compris entre la prostate et l'anus est de 4 centimètres de longueur, suivant Sanson ; mais cet auteur doit nécessairement avoir mesuré cet organe détaché des parties qui l'environnent, puisque les expériences de M. Malgaigne prouvent que cette partie a tout au plus 3 centimètres.

Trois temps composent l'opération de la taille prérectale :

1° Incision des parties molles jusqu'à l'urèthre exclusivement ;

2° Ponction de l'urèthre ;

3° Introduction du lithotome double et incision de la prostate.

Premier temps. — On peut pratiquer l'incision de la

peau en ayant le doigt dans l'anus, ou bien sans cette
précaution. Nous pensons que l'on peut, avec avantage, introduire le doigt dans l'anus dès le commencement de l'opération pour faciliter l'incision de la
peau, puisqu'on tend facilement ainsi la partie postérieure du périnée au moyen d'une petite traction ;
mais du moment qu'on arrive au sphincter anal, il
est indispensable que le doigt soit placé dans le rectum, la face palmaire en avant, et qu'il reste là jusqu'à ce que le lithotome soit introduit dans la vessie.

L'incision peut se faire de deux manières : 1° incision courbe dont la partie moyenne, qui correspond
au raphé périnéal, tombe à 1 centimètre et demi au
devant du bord antérieur de l'anus et dont les extrémités arrivent à 2 centimètres des parties latérales de
cet orifice ; 2° au lieu de faire cette incision de la peau
en un seul temps, on peut, pour agir avec plus de
précision et éviter le froncement de cette membrane à
la partie moyenne de la région, faire d'abord une
incision transversale de 3 centimètres de longueur et
à 1 centimètre et demi de la partie antérieure de l'anus,
et, à mesure qu'on avance en profondeur, c'est-à-dire
à mesure qu'on coupe les diverses couches du sphincter, on fait partir, des deux extrémités de cette incision transversale, deux incisions obliques qui se
terminent à 2 centimètres des parties latérales de
l'anus.

On donne 3 centimètres d'étendue à l'incision
transversale pour qu'elle déborde de quelques millimètres les parties latérales de l'extrémité antérieure
du sphincter anal, car autrement on ne serait jamais
bien sûr de la couper comme il faut. De cette façon,

on distingue très-bien les fibres de ce muscle du tissu cellulaire adipeux qui l'environne de chaque côté, et l'on voit ce qu'on fait à chaque coup de bistouri.

La peau coupée, on saisit la lèvre postérieure de la plaie avec le pouce de la main gauche appuyé contre l'index de la main qui se trouve dans le rectum. Cela se fait pour tendre le sphincter et faire la section de sa pointe d'une manière facile. Le sphincter est coupé avec lenteur et, pour ainsi dire, couche par couche ; à ce moment l'opérateur fait, s'il le juge convenable, pour se mettre plus à son aise et pratiquer, pour ainsi dire en plein jour, une incision verticale, c'est-à-dire suivant le raphé même, d'une étendue de 3 centimètres environ, et qui viendra tomber au milieu de la lèvre antérieure de la plaie. Chaque coup de bistouri doit être suivi d'un coup d'éponge et, pendant cette section des fibres du sphincter, l'opérateur doit avoir soin de s'éloigner du bulbe et de se rapprocher du rectum, dont il constate la position exacte à l'aide du doigt introduit dans l'anus.

On agira avec lenteur pendant cette section afin de bien surveiller l'action de l'instrument.

Lorsque les fibres du sphincter sont coupées, toute la paroi antérieure du rectum s'abaisse avec facilité le fond de la plaie se met à découvert ; on arrive facilement sur le sommet de la prostate et sur l'urèthre.

Deuxième temps. — Cela fait, on attaque les voies urinaires. On introduit dans la plaie un bistouri à lame longue et étroite, à pointe un peu mousse et à dos très-gros, de façon que le tranchant regarde la

lèvre antérieure de la plaie ; le dos de cet instrument
vient s'appuyer contre la paroi antérieure du rectum,
soutenue par le doigt introduit dans cet organe. L'extrémité de ce doigt et l'œil de l'opérateur reconnais-
sent la pointe de la prostate et l'urèthre précisément
dans le point où il va traverser cette glande. Cette
ponction se fait à ciel ouvert si le sujet n'a qu'un embonpoint médiocre. Si le périnée est très-épais on la
fait avec la même facilité, il n'y a qu'à préciser
avec le doigt introduit dans le rectum le sommet de
la prostate ; on sent le cathéter très-bien dans cette
partie de la glande, comme nous l'avons déjà dit.
Cela fait, on repousse avec ce doigt, à travers la portion antérieure du rectum, la portion du dos du
bistouri qui avoisine la pointe, de manière à couper
l'urèthre en s'aidant d'un léger mouvement de bascule
de l'instrument qui agit comme un levier de premier
genre. Cette petite manœuvre est si facile que, malgré
l'épaisseur du périnée, on la fait toujours aussi bien
qu'à ciel ouvert.

Troisième temps. — On glisse par la cannelure du
cathéter la pointe du lithotome double (fig. 3), et tout
se passe dans la taille prérectale comme dans la taille
bilatérale de Dupuytren, c'est-à-dire qu'on coupe avec
cet instrument, la prostate dans ses deux rayons
obliques inférieurs.

Les parties intéressées par cette taille sont limitées
par un triangle dont le côté antérieur est formé par
l'urèthre, l'inférieur par la peau et le sphincter, et le
supérieur par le rectum.

Le sommet de ce triangle correspond à la prostate ;

toute cette partie est remplie de tissu cellulaire
graisseux. Nulle part aucun vaisseau notable, et
si nous faisons abstraction des anomalies des vaisseaux
artériels qui se trouvent dans la région du périnée,
on voit, comme dit Malgaigne, qu'en commençant
l'incision en arrière du bulbe et en la dirigeant obli-
quement en arrière et en dehors, on est à peu près
sûr d'éviter tous les vaisseaux.

Dans la taille prérectale on n'intéresse jamais le
bulbe de l'urèthre, on s'en éloigne autant que possible,
puisque c'est là le but qu'on se propose. Par le procédé
de Dupuytren la règle est la blessure de cet organe.
Si chez les adultes on évite quelquefois cet accident,
chez les vieillards la chose est impossible, puisque
l'extrémité du bulbe vient toucher le rectum.

6° *Taille médiane sous-bulbeuse et lithotritie périnéale.*
(Pl. III, n° 2.)

Nous avons vu comment M. le professeur Nélaton
a été amené à pratiquer la taille prérectale, dans le
but principal de ne pas intéresser le bulbe de l'urèthre
et par conséquent de moins exposer les malades à la
phlébite et à l'infection purulente. M. le professeur
Dolbeau a également fait de la conservation du bulbe
une condition des plus importantes. Il a, de plus,
pensé qu'une incision médiane sous-bulbeuse exposerait moins à l'hémorrhagie ; il conseille donc d'arriver ainsi directement sur la cathéter au niveau de la
portion membraneuse. Mais ce n'est pas tout : revenant à la taille de Jean des Romains, M. Dolbeau re-

pousse complétement toute incision du col et de la prostate. Lorsqu'un calcul est trop gros pour traverser le col vésical dilaté sans provoquer de déchirures, M. Dobleau broie la pierre, pratique toujours conseillée depuis Jean des Romains, mais si peu mise en usage que, dans son mémoire sur la taille bilatérale, Dupuytren n'y fait même aucune allusion. M. Dolbeau a donc remis en usage une taille bien ancienne, mais il y a ajouté ce que l'expérience de ses prédécesseurs avait acquis, et il y a lui-même apporté de tels perfectionnements que l'on peut dire qu'il a fait sienne la lithotritie périnéale. L'idée de dilater le col de la vessie et de briser les pierres par une boutonnière périnéale est très-vieille ; mais les moyens d'exécution de cette idée sont tout récents et dus uniquement aux travaux de M. Dolbeau et de son maître M. Nélaton.

Nous allons faire connaître comment M. Dolbeau pratique :

1° La section médiane sous-bulbeuse ;
2° La dilatation du col de la vessie ;
3° La lithotritie périnéale.

1° *Section médiane sous-bulbeuse.* — Le malade doit être placé dans la position recommandée pour la taille. Cela fait, on introduit lentement un cathéter cannelé (fig. 2) jusque dans la vessie, puis on l'abandonne à un aide chargé de le maintenir exactement sur la ligne médiane (pl. IV).

Le chirurgien, armé d'un bistouri, fait, suivant le raphé périnéal, une incision de 4 centimètres qui vient se terminer à environ 5 millimètres de la muqueuse anale ; cette première incision comprend la peau et le

tissu cellulaire sous-jacent. On coupe ensuite lentement, et les fibres circulaires du sphincter de l'anus
apparaissent dans la plaie. L'anneau musculaire doit
être ménagé absolument, mais il faut constater sa
présence comme point de repère ; c'est, en effet, au
niveau de sa pointe, c'est-à-dire là où il s'entrecroise
avec le muscle bulbo-caverneux, qu'il faut pénétrer
pour atteindre l'urèthre. Lorsque les fibres musculaires
apparaissent dans la plaie, l'opérateur place son doigt
index gauche dans l'angle postérieur de l'incision,
et, en déprimant les tissus, il arrive facilement à reconnaître le cathéter ; il fait alors la ponction de
l'urèthre. Une incision du canal de 1 centimètre d'é-
tendue suffit à l'introduction du dilatateur.

2° *Dilatation du col vésical.* — Sans quitter la rainure
du cathéter, le chirurgien substitue le dilatateur (1)

(1) Il se compose de six branches uniformes et disposées pa-
rallèlement, se réunissant vers leur extrémité libre de manière
à constituer un cône très-allongé ; au centre de ces diverses
branches, se trouve une tige munie de deux renflements ; au

Fig. 4.

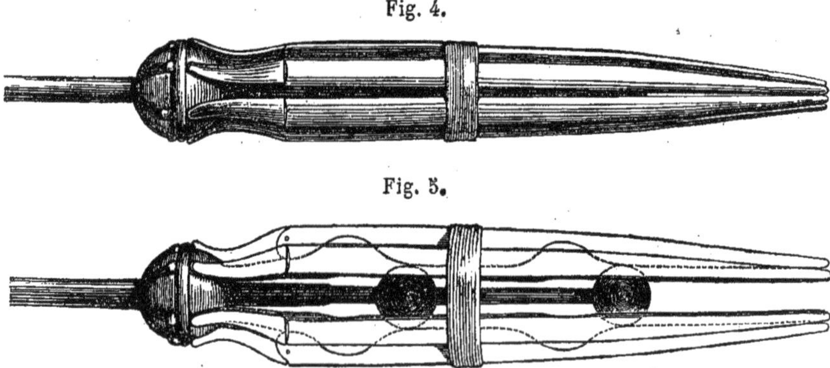

Fig. 5.

(figures 4, 5 et 19) au bistouri ; il s'assure que les deux instruments sont bien en contact, puis il pousse lentement le dilatateur et le fait pénétrer dans la vessie comme s'il s'agissait du lithotome caché ; avec un peu d'habitude, on s'aperçoit aisément que le sommet du cône a franchi le col vésical.

Il faut bien se garder d'agir brusquement, car, pour que le dilatateur progresse, il est nécessaire qu'on ait agrandi l'ouverture périnèale en refoulant ses parois. Voici d'ailleurs comment on doit procéder : de la main gauche, on maintient l'instrument en place, en résistant mais sans pousser, puis on dilate très-lentement. Parvenu au milieu du pas de vis qui fait ouvrir le dilatateur, au lieu d'aller plus loin, on rétrograde, l'instrument reprend alors son volume primitif, et une légère pression suffit pour qu'il pénètre dans la vessie.

Il est assez souvent nécessaire de faire exécuter plusieurs fois ces alternatives de développement et de resserrement avant que le cône puisse franchir complétement le col de la vessie. Dans tous les cas lorsque l'orifice est ouvert, on reprend la dilatation et on la conduit très-lentement jusqu'aux limites du dilatateur ; ce dernier est ensuite retiré doucement en ayant soin de desserrer la vis si l'extraction présentait quelques difficultés.

Lorsque le dilatateur est sorti de la vessie, il existe

moyen d'un pas de vis, on fait avancer la tige centrale, et les boules qu'elle supporte font diverger les branches du dilatateur. Un système de charnières disposé vers l'articulation des branches assure une dilatation parallèle et régulière.

dans l'épaisseur du périnée un trajet qui commence en avant de l'anus, et qui finit au col de la vessie ; ce conduit qui résulte du refoulement des tissus permet l'introduction du doigt.

3° *Lithotritie périncale*. — La voie est actuellement faite, il ne reste plus qu'à fragmenter la pierre et à en faire sortir les débris. Le long de l'indicateur gauche qui sert de guide, on fait pénétrer le gros lithoclaste (fig. 6 et 7) (1), dans la vessie.

Fig. 6.

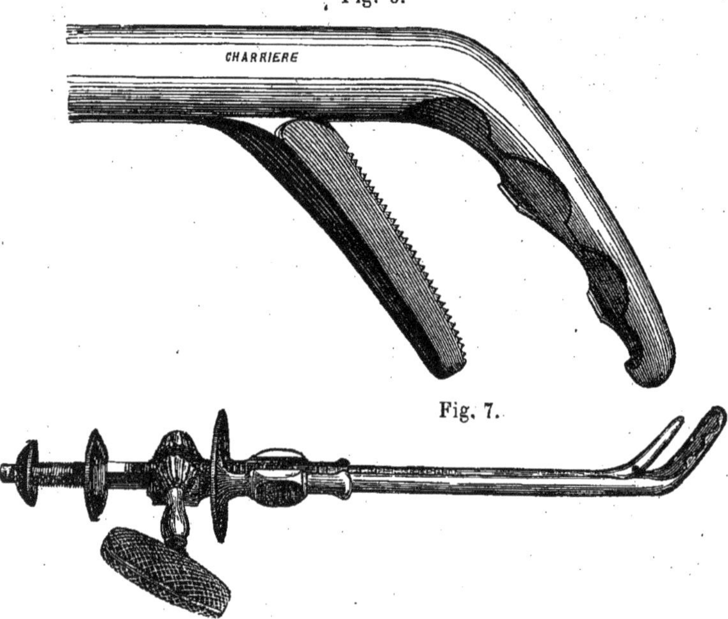

Fig. 7.

L'examen de cet instrument vaudra mieux qu'une description plus détaillée. (Voir les figures 4 et 5 ; elles montrent la partie importante du dilatateur.)

(1) Instrument courbe employé pour l'opération de la lithotritie. Il consiste en deux branches dont l'une glisse sur l'autre à coulisse, et qu'on fait agir sur le calcul, soit par simple pression, soit par la percussion, au moyen d'un marteau.

La manœuvre qui consiste à saisir la pierre ne
diffère pas notablement de celle qu'on exécute dans
la lithotritie ordinaire ; elle est peut-être un peu plus
difficile, mais elle exige surtout une certaine habitude. Lorsque le lithoclaste est dans la vessie, il faut
diriger son bec la pointe en haut vers la partie latérale
gauche du réservoir; cela fait, on ouvre largement
l'instrument en portant la branche femelle vers la
paroi postérieure : il suffit alors d'un mouvement
de rotation de gauche à droite pour s'emparer du
calcul.

La pierre saisie, on la mesure, on la fixe, on tente
de l'écraser. Si elle résiste, on percute lentement et
à petits coups répétés. Aussitôt que le calcul a été
fragmenté, on abandonne le casse-pierre et on lui
substitue un instrument à mors plats avec lequel on
reprend les différentes portions de la pierre (fig. 8).

L'extraction des débris calculeux s'effectue sans
règles bien précises : on emploie successivement les
tenettes (figures 17 et 18), le bouton (fig. 15) et les
injections à grande eau.

Fig. 8.

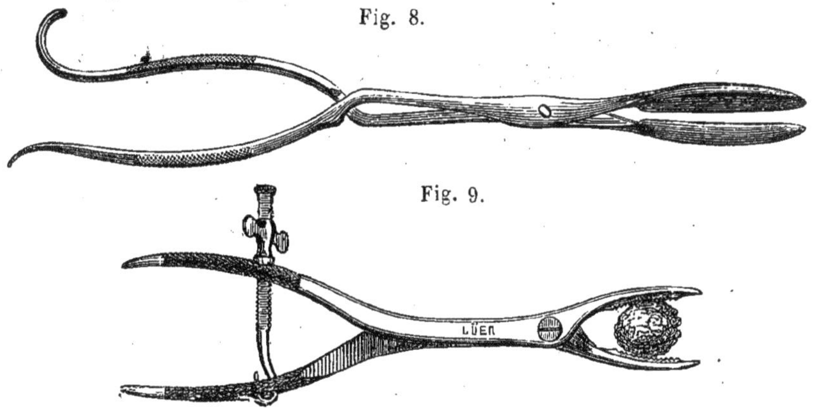

Fig. 9.

CHAPITRE IV

DE LA VALEUR DES DIFFÉRENTES MÉTHODES DE TAILLE PÉRINÉALE CHEZ L'HOMME.

Des différentes méthodes de taille périnéale que nous venons d'exposer, laquelle convient-il de mettre en usage ?

C'est là une question difficile à laquelle on ne saurait répondre par un seul mot, car la méthode peut varier avec l'âge du malade, avec le volume de la pierre, avec les conditions anatomiques que présente le sujet. Les indications de la taille sont encore beaucoup plus difficiles à formuler depuis la découverte de la lithotritie.

Dans quels cas doit-on broyer la pierre, dans quels cas doit-on tailler ? Nous n'avons pas pour but dans notre thèse d'aborder cette étude sur laquelle la science n'a pas dit son dernier mot, nous ferons seulement remarquer qu'il ne faut pas croire que la lithotritie soit une opération peu grave ; nous dirons seulement que dans notre pensée la lithotritie par les voies naturelles, dans le cas bien entendu où l'introduction des instruments peut se faire sans trop de difficultés et de danger, doit être réservée aux calculs d'un petit volume et d'une consistance molle ; aux calculs par conséquent nécessitant un petit nombre de séances, et susceptibles de se briser en fragments assez petits pour sortir aisément par le canal sans déchirer la muqueuse et sans s'accrocher en route. Quiconque a été témoin des nombreuses difficultés, des graves accidents qu'entraîne la présence de graviers anguleux implantés dans la muqueuse urétrale et gênant le cours des urines, sera disposé à restreindre l'opération de la lithotritie que l'on a peut-être trop cherché à généraliser. Nous le répétons, la lithotritie doit être réservée, suivant nous, aux calculs d'un petit volume, friables, phosphatiques, s'écrasant facilement et se réduisant en une fine poussière ou fins graviers par quelques applications du lithoclaste. Dans ce cas, en effet, la lithotritie est une merveilleuse opération, infiniment supérieure à la taille.

Mais si la pierre est dure, si elle a 3, 4, et à plus forte raison 5 centimètres de diamètre, si elle ne se brise qu'en volumineux éclats qu'il faudra ensuite reprendre l'un après l'autre dans une vessie exposée à s'enflammer, nous nous demandons, en vérité, si la lithotritie pratiquée dans ces conditions n'est pas aussi grave qu'une taille bien faite ; et qu'on veuille bien remarquer en outre que la lithotritie n'est appliquée qu'aux calculs d'un petit volume, qu'à ceux, par conséquent, qui sont également les plus justiciables de la taille. N'est-il pas évident, en effet, qu'une taille faite pour extraire un petit calcul est infiniment moins grave que lorsqu'il existe dans la vessie un calcul volumineux ? C'est là une considération qu'il faudra faire entrer en ligne de compte lorsque le temps sera venu de rendre rigoureusement à ces deux opérations ce qui leur revient. Les insuccès de la taille sont faciles à constater. Il n'y a pas, en effet, de demi-succès ; le malade guérit radicalement ou bien il meurt. Il n'en est pas de même dans la lithotritie. Combien n'obtient-on pas de demi-succès? combien ne voit-on pas de malades ayant supporté plusieurs séances, ayant éliminé un certain nombre de graviers, améliorés en conséquence d'une façon notable, mais qui conservent encore un ou plusieurs fragments dans leur vessie? Nous n'osons pas dire que ces cas constituent la règle, mais certes ils sont fréquents. Le chirurgien n'est-il pas toujours embarrassé quand il s'agit de déclarer au malade s'il est radicalement guéri?

Nous n'avons pas l'intention, par ces quelques considérations, de faire le procès à la lithotritie, qui est et restera toujours une admirable opération; mais nous croyons qu'il y aurait peut-être lieu de limiter les indications plus qu'on ne l'a fait jusqu'ici.

La supériorité d'une méthode de taille sur une autre méthode, ne saurait se démontrer que par les accidents que l'une ou l'autre entraîne après elle. Examinons donc quels sont ces accidents et à quoi ils sont dus.

Parmi les causes de mort, les unes sont rares, les autres fréquentes. Les premières, telles que l'ébranlement nerveux, l'urémie, les accidents pernicieux, tiennent peu à la méthode employée; le volume de la pierre et la difficulté de son extraction, une maladie des reins en sont la cause. Les plus fréquentes sont: l'hémorrhagie, la phlébite et l'infection purulente, l'infiltration d'urine dans le tissu cellulaire pelvien et la gangrène qui la suit, l'inflammation de la vessie, la péritonite.

La meilleure méthode de taille sera celle qui mettra

le mieux le malade à l'abri de ces accidents. Nous devons laisser de côté la méthode de Celse, méthode aveugle, tout au plus applicable chez les jeunes sujets, et qui ne donne au chirurgien aucune espèce de sécurité. Nous répétons qu'il est absolument inexact de dire que Dupuytren n'a fait que ressusciter cette vieille méthode.

Qu'y a-t-il de commun, en effet, entre la taille de Celse et la taille bilatérale, si ce n'est la direction de l'incision de la peau, fait même encore douteux ?

La taille, par le grand appareil de Jean des Romains, a réalisé d'un seul coup un immense progrès. On se rappelle que cette taille consiste dans la section de l'urèthre sur un conducteur et la dilatation du col de la vessie. Cette méthode doit être abandonnée cependant pour plusieurs raisons :

1° Jean des Romains coupait fatalement le bulbe de l'urèthre dans toute sa hauteur, il exposait donc le malade à des chances de mort par hémorrhagie immédiate, mais surtout par phlébite et infection purulente.

2° Il extrayait le calcul par le col de la vessie dilaté ; il ne pouvait donc extraire que les calculs d'un petit volume.

3° Il conseillait, il est vrai, de briser par le périnée les pierres trop grosses pour passer à travers le col ; mais ce broiement n'était tenté que lorsque la pierre avait résisté à d'énergiques tractions, et toujours alors le col était déchiré dans une étendue plus ou moins grande, ce que les autopsies démontraient. Ajoutons que l'appareil instrumental était défectueux.

L'idée de Jean des Romains était néanmoins tellement bonne et féconde, que M. le professeur Dolbeau se l'est appropriée et a réalisé complétement ce que Jean des Romains avait proposé, en ménageant le bulbe, en employant un meilleur dilatateur et un meilleur lithoclaste.

La taille latéralisée, de frère Jacques, était détestable au début, puisque cet opérateur se servait d'un mauvais conducteur, de mauvais instruments et coupait aveuglément le bulbe, le col, la prostate, parfois le corps de la vessie et aussi le rectum ; le malade était donc exposé à tous les accidents que nous avons énumérés, d'où les résultats désastreux de frère Jacques. Mais la taille latérale, régularisée surtout par frère Côme, mettait le malade dans de bien meilleures conditions. Aussi, les chirurgiens l'ont-ils longtemps employée. Ce qu'on peut lui reprocher, c'est :

1° De sectionner le bulbe ou du moins de n'avoir pas pour principe de le ménager ; de dépasser souvent les limites de la prostate et entamer ainsi le plexus veineux prostatique ;

2° D'exposer particulièrement à l'hémorrhagie, en coupant les artères du périnée et surtout la transverse du bulbe.

La taille bilatérale de Dupuytren réalisait certainement un progrès sur la méthode précédente. En effet, l'hémorrhagie était moins à craindre, puisque l'artère bulbaire était plus sûrement ménagée. Les plexus veineux prostatiques étaient plus à l'abri par une double incision que par l'incision unique. La taille de Dupuytren n'est passible que d'un reproche sérieux, la section du bulbe de l'urèthre.

Il était donc important de trouver une méthode qui, profitant de toutes les découvertes des devanciers, réalisât en outre les progrès suivants :

1° Ménager le bulbe de l'urèthre ;

2° Ménager les plexus veineux prostatiques ;

3° Éviter les artères principales du périnée ;

4° Fournir un libre écoulement à l'urine.

On devait ainsi rendre certainement plus rares l'hémorrhagie, la phlébite, l'infection purulente et l'infiltration urineuse, qui sont les causes les plus fréquentes de mort, après l'opération de la taille. Ces progrès ont été réalisés par M. Nélaton, dans la taille prérectale pratiquée telle que nous l'avons décrite plus haut.

Nous donnons donc une préférence marquée à cette méthode de taille sur toutes celles qui l'ont précédée.

Il nous reste à signaler la lithotritie périnéale proposée dans ces dernières années, par M. le professeur Dolbeau. Nous savons que ce professeur a obtenu, par sa méthode, des succès remarquables. M. Dolbeau, on se le rappelle, pratique en arrière du bulbe, une boutonnière uréthrale ; dilatant ensuite lentement le col de la vessie, il y introduit des tenettes et extrait le calcul. Pour peu que celui-ci ait un volume supérieur au col dilaté, le chirurgien le brise et enlève, séance tenante, tous les fragments. Dans cette méthode, M. Dolbeau n'incise jamais le col de la vessie.

Il est évident que toutes les conditions exigées pour une bonne taille sont ici remplies : le bulbe, les veines prostatiques, les artères du périnée sont absolument intacts. Le malade est donc à l'abri de l'hémorrhagie et de l'infection purulente, autant et plus même que par toute autre méthode, puisque l'incision sur le raphé ne divise que des vaisseaux d'un très-petit volume.

Nous terminerons ce chapitre en disant qu'aujourd'hui deux méthodes seulement sont en présence et doivent être mises en pratique :

La taille prérectale du professeur Nélaton et la lithotritie périnéale du professeur Dolbeau. A laquelle de ces deux méthodes doit-on donner la préférence? C'est là qu'en est aujourd'hui, sur cette importante question, l'état de la science; nous réservons à l'avenir de porter un jugement.

CHAPITRE V.

Quelle que soit la méthode de taille périnéale employée. il est un certain nombre de précautions et de soins consécutifs communs à toutes. Nous allons les indiquer dans un dernier chapitre, en même temps que l'appareil instrumental.

1° Soins à prendre avant l'opération.

La veille de l'opération un lavement sera administré ; le rectum aura dû être soigneusement vidé le matin même de l'opération, car cet intestin distendu par les matières, se présentera beaucoup plus facilement sous le tranchant des instruments.

Le périnée doit être préalablement rasé.

2° Position du malade sans liens, et des aides. (Planche IV.)

Le malade est couché sur un lit élevé et solide ou sur une table garnie d'un matelas, le tronc dans une position horizontale et la tête un peu élevée, le bassin sur le bord du lit et faisant même un peu saillie en avant ; les cuisses fléchies à angle droit sur le bassin et les jambes sur les cuisses ; maintenu ainsi par deux aides qui tiennent les genoux fléchis et écartés (n°ˢ 1-1). Il est bon qu'un troisième, posté derrière la tête du malade, lui appuie au besoin les mains sur les épaules pour l'empêcher de reculer, et disposé à donner le chloroforme (n° 2). Naguère encore, nombre de chirurgiens, pour plus de sécurité, attachaient avec des lacs le pied et la main de chaque côté du malade, derniers vestiges des habitudes du moyen âge. Sans parler de la ressource du chloroforme, nous pratiquons aujourd'hui (dit M. Malgaigne) sur le périnée des opérations bien plus délicates que la taille, sans recourir à ces liens ; et l'on s'en passe généralement pour la taille. Cependant, pour les cas où un opérateur manquerait d'aides suffisants, il serait sage de recourir à l'ancienne méthode dont voici les errements.

3° *Position du malade avec liens et des aides.*

Placé sur le dos, la tête et les épaules un peu relevées, le périnée faisant saillie au delà du bord du lit, le malade est contenu au moyen de bandes ; on plie les lacs en deux et l'on fait dans le milieu de chacun un nœud coulant avec lequel on étreint les poignets. Les cuisses et les jambes sont fléchies sur le bassin, et les quatre derniers doigts de la main appliqués sous la plante des pieds, le pouce au-dessus de la malléole externe ; on exécute avec les lacs une série de huit de chiffres qu'on termine par un nœud à rosette placé sur le dos du pied. Le malade lié, on charge deux aides de maintenir les cuisses et les jambes en appliquant une main sur le cou-de-pied, et l'autre sur la partie interne du genou ; un troisième aide soutient les épaules. On confie à un quatrième, qui devra être parfaitement instruit de tous les temps de l'opération, l'importante fonction de tenir le cathéter (*a*), et de relever les bourses. Les anesthésiques, et particulièrement le chloroforme, rendent aujourd'hui inutile l'usage des liens. Ce quatrième aide, le plus important de tous, dans le cas de liens ou sans liens, sur l'exactitude et l'intelligence duquel le chirurgien puisse compter, se tient debout, au côté droit du malade, ayant fonction de maintenir avec la main droite la plaque du cathéter (n° 3, *a*), et de relever le scrotum avec l'autre (n° 3 *b*). Enfin, à la gauche du malade, et à la partie droite du chirurgien ou d'un cinquième aide (n° 4) spécialement chargé de les lui transmettre, doivent être disposés les instruments.

4° Description des instruments.

1.° Des cathéters (fig. 2). — On choisit le plus volumineux, proportionné à l'âge et à la dimension des organes, dont la cannelure doit être large, profonde et parfaitement lisse;

2° Des sondes d'argent (fig. 10), de gomme élastique et à robinet (fig. 11);

Fig. 10.

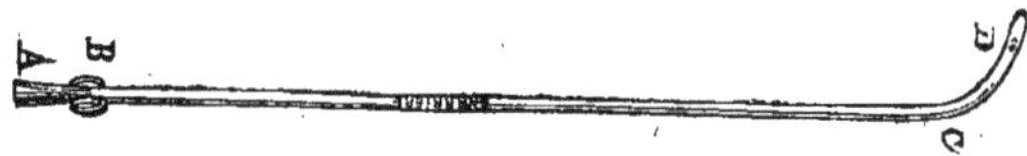

Fig. 11.

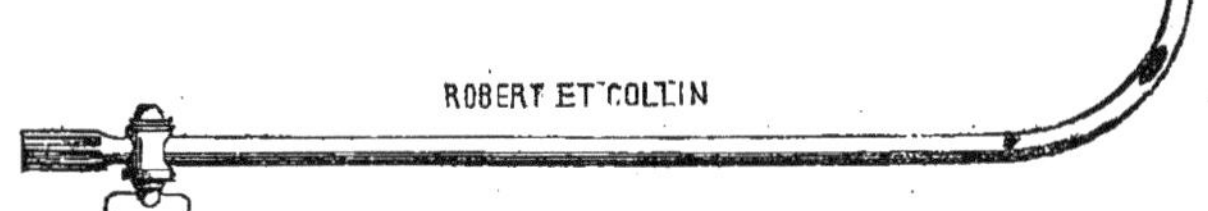

3° Des bistouris droits, convexes et boutonnés ;

Fig. 12.

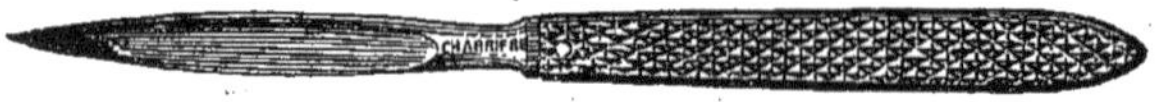

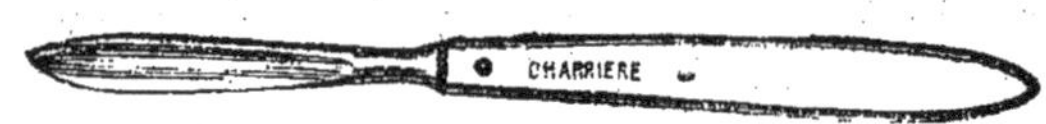

Fig. 13.

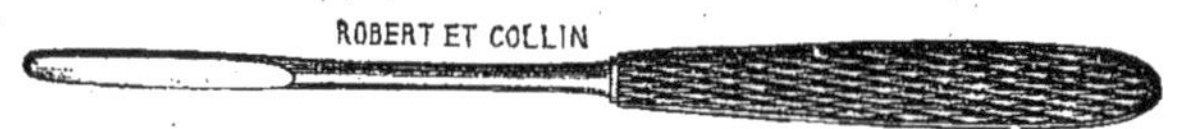

Fig. 14.

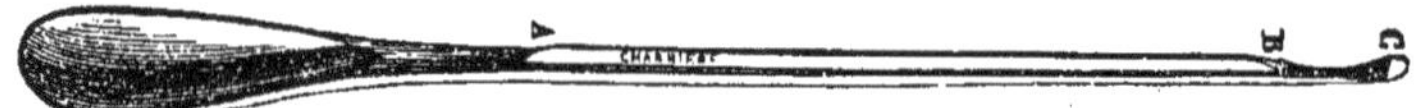

4° Un lithotome (1) caché de *frère* Côme (simple, fig. 1), ou celui de Dupuytren (double, fig. 3) suivant l'espèce de taille qu'on veut pratiquer ;

5° Un gorgeret mousse à son extrémité (fig. 15).

Fig. 15.

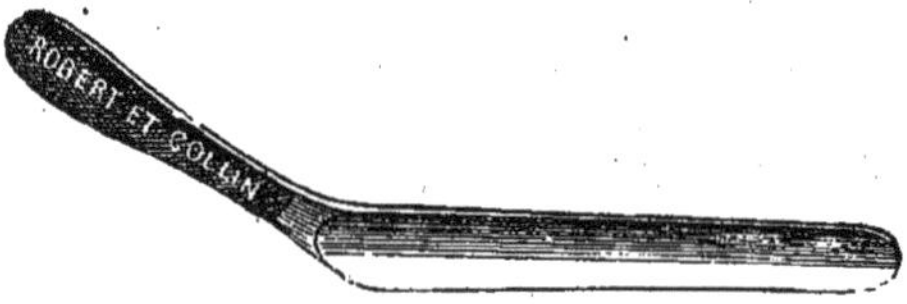

6° Un bouton à curette et à crête conductrice de tenettes (fig. 16) ;

Fig. 16.

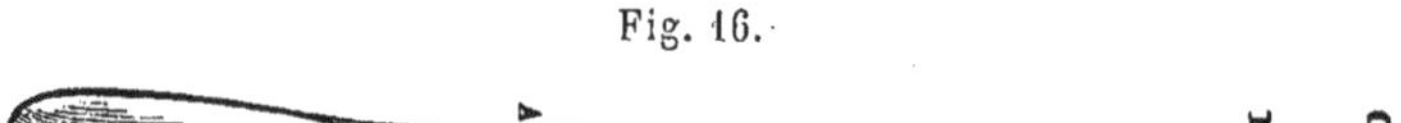

(1) Lithotome caché, double ou simple ; il doit être arrêté d'avance au degré d'ouverture nécessaire.

7° Des tenettes de diverses formes et dimensions, droites (fig. 17) et courbes (fig. 18) destinées à extraire le calcul;

Fig. 17.

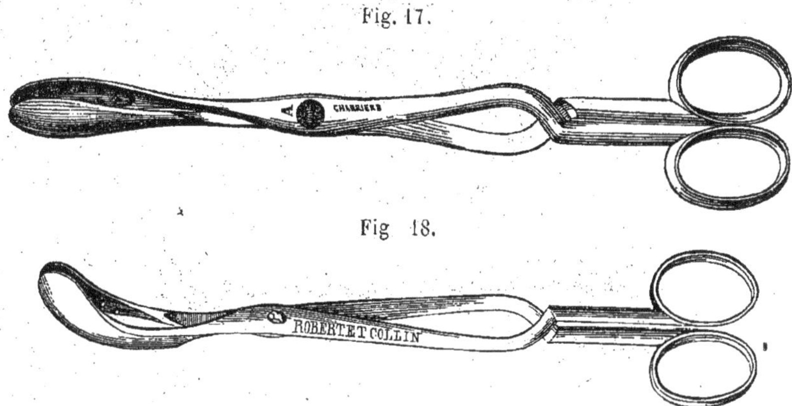

Fig 18.

8° Un dilatateur, de M. le professeur Dolbeau (modèle Robert et Collin) (fig. 19);

Fig. 19.

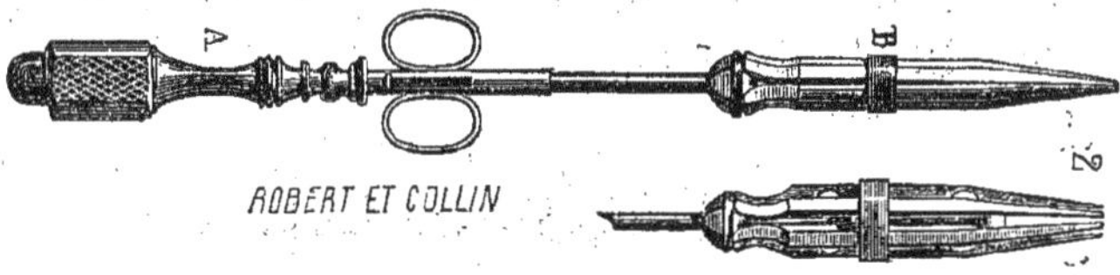

9° Un ou plusieurs brise-pierre (fig. 7);
10° Un lithotriteur (fig. 6);
11° Un percuteur de Heurteloup (fig. 20);

Fig. 20.

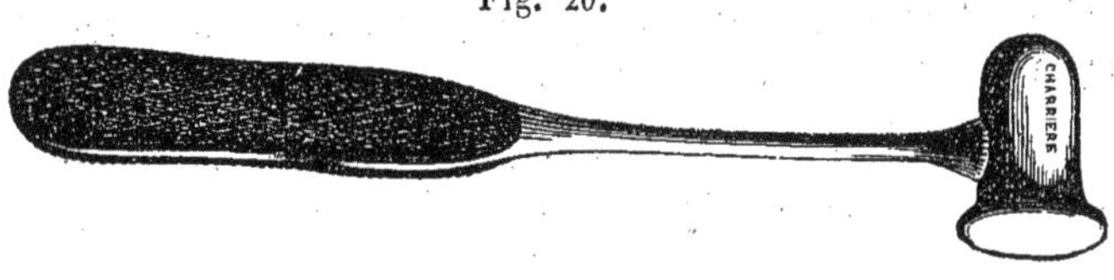

12° Une seringue à injection (fig. 21), garnie d'un tube long de 0^m,2, et terminée par une olive percée en arrosoir.

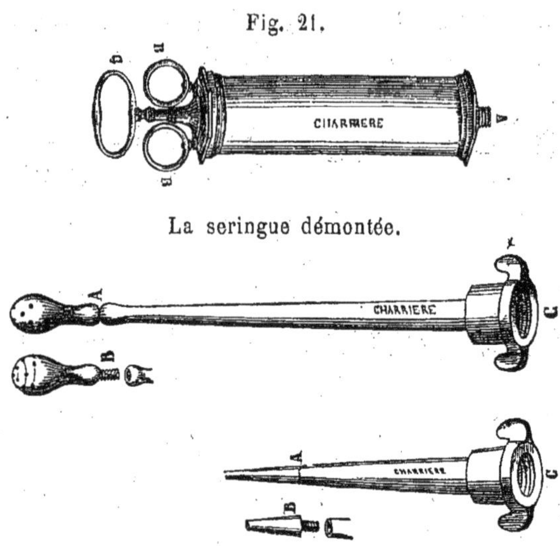

Fig. 21.

La seringue démontée.

13° Des pinces à ligature et du fil ciré;

14° Une canule à chemise (fig. 22) (de Dupuytren) pour arrêter les hémorrhagies;

Fig. 22. 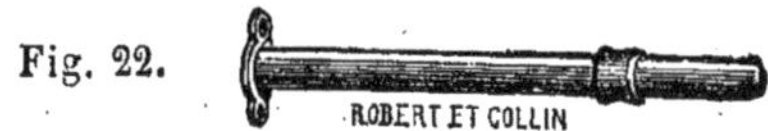

15° Du *chloroforme, de l'eau chaude, froide, des éponges, un vase* contenant de l'huile pour oindre les instruments. Un *autre vase* contenant des cendres ou du sable pour recevoir le sang. Une *toile cirée*, des *draps* et des *alèzes*. Des *compresses*, de la *charpie* et un bandage en T. Une bande de 1 mètre, pour réunir les jambes après l'opération, et deux bandes à 4 mètres chaque, pour attacher le malade au besoin.

Nota. — Dans le cas où le calcul se trouve trop volumineux et d'une nature très-dure ayant pour cause l'acide urique, calculs qui se sont présentés parfois à MM. les Professeurs Nélaton, Dolbeau et autres chirurgiens, si le brise-pierre ne peut suffire, alors on lui substitue la tenette de force (fignre 9, ou celle à curseur et à leviers de rallonge (fig. 23), pour briser la pierre dans la vessie, lorsqu'elle ne peut être extraite par l'incision pratiquée.

Fig. 23.

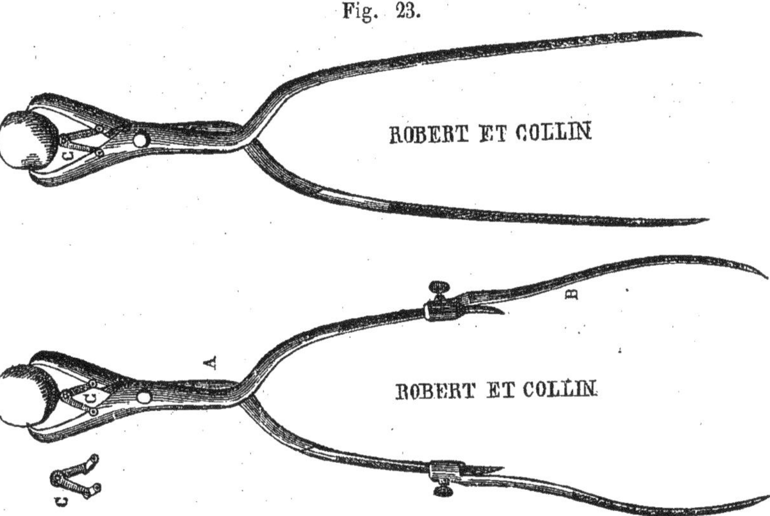

Explication de la figure 23.

CCC. Chevron articulé muni de deux tiges en forme de T qui sont les axes ou centre du mouvement.

A. Branches croisées et décroisées qui peuvent se mouvoir dans la plaie sans trop d'écartement.

B. Leviers ou branches de rallonge fixés par une vis pour augmenter sa puissance.

Tout ainsi disposé, il reste un soin préliminaire,

c'est de rechercher avec une sonde ordinaire la présence du calcul. Il ne faut jamais procéder à l'opération avant de l'avoir bien senti et fait sentir aux assistants; le diagnostic de la veille doit être compté pour rien; faute de cette précaution capitale, nombre d'opérateurs ont eu le malheur de faire la taille à vide.

5° *Conduite à suivre après l'opération.*

L'opération terminée, on éponge et l'on essuie le malade, on le débarrasse de ses liens, s'il y a lieu, et on le fait placer dans un lit garni d'alèzes, couché sur le dos, la tête et la poitrine modérément élevées, les membres inférieurs rapprochés l'un de l'autre par la bande de 1 mètre disposée en huit de chiffre (8), demi-fléchis et soutenus par un drap roulé en cylindre, ou un traversin placé sous les jarrets; autant que possible il devra garder cette position, mais elle n'est pas tellement indispensable qu'on ne puisse lui permettre de s'incliner d'un côté ou de l'autre.

A la suite de tous les procédés de taille aucun pansement spécial n'est nécessaire. Cependant en Egypte on applique sur la plaie, avec avantage, des compresses trempées dans l'eau fraîche. Un suspensoir, ou mieux encore, une serviette, placée entre les cuisses, soutiendra le scrotum et le préservera du contact de l'urine. Le traitement ordinairement recommandé à la suite des opérations graves sera prescrit. Dès le cinquième ou le sixième jour la suppuration suintera, mêlée à l'urine; vers le quinzième, la plaie se rétrécira et l'urine commencera à passer en partie par l'urèthre; enfin la cicatrice pourra être terminée du vingt-cinquième au trentième jour.

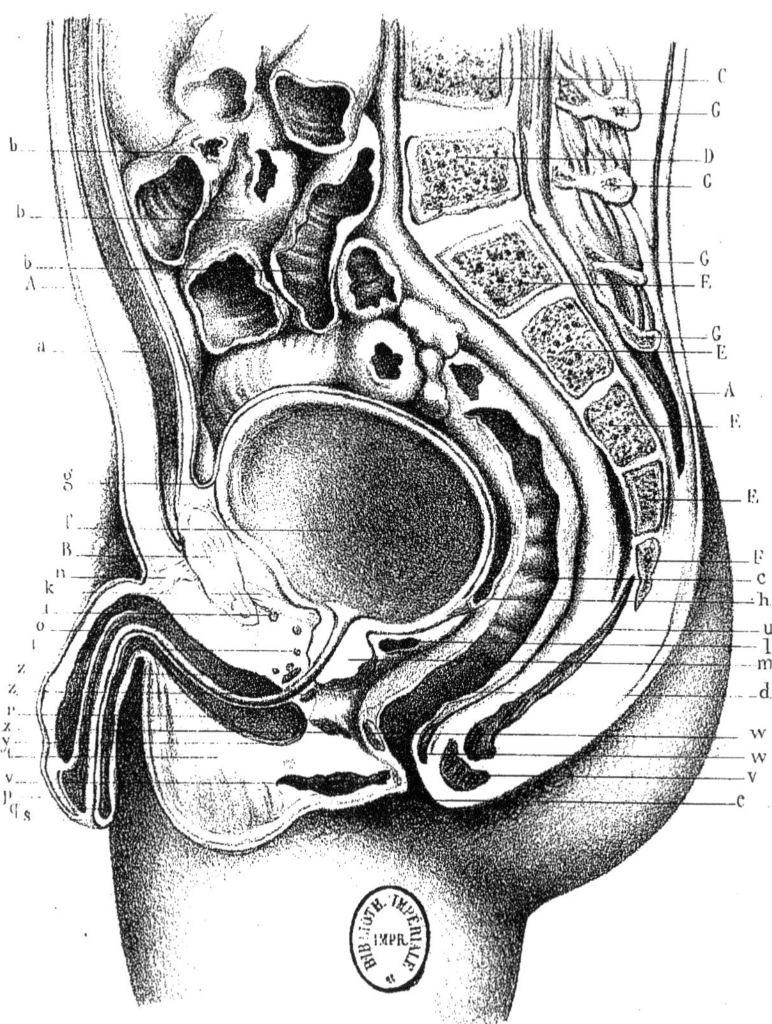

Imp Lemercier et Cie Paris

PLANCHE I.

COUPE VERTICALE MÉDIANE DU BASSIN CHEZ L'HOMME.

Cette coupe ne peut être exécutée que sur des sujets congelés.

Explication.

A, A. Coupe de la peau.
B. Coupe de la symphyse pubienne.
C. Corps de la quatrième vertèbre lombaire.
D. Corps de la cinquième vertèbre lombaire.
E, E, E. Corps des vertèbres sacrées.
F. Coupe du coccyx.
G, G, G. Apophyses épineuses.
a. Muscle grand droit de l'abdomen.
b, b, b. Anses intestinales.
c. Rectum.
d. Ampoule rectale.
e. Anus.
f. Vessie.
g. Cul-de-sac antérieur ou supérieur du péritoine.
h. Cul-de-sac inférieur ou vésico rectal.
k. Ligaments pubio-vésicaux.
l. Vésicule séminale.
m. Prostate.
n. Ligament suspenseur de la verge.
o. Corps caverneux de la verge.
p. Coupe du tissu spongieux du gland.
q. Coupe du corps spongieux de l'urèthre.
r. Bulbe de l'urèthre.
s. Fosse naviculaire et méat.
t. Coupe du scrotum.
u. Coupe du muscle releveur de l'anus.
v, v. Coupes du sphincter externe.
w, w. Coupes du sphincter interne.
x. Coupe du muscle transverse du périnée.
y. Coupe du muscle bulbo-caverneux.
z, z. Fibres musculaires entourant la portion membraneuse de l'urèthre.
1, 1. Plexus veineux de Santorini.

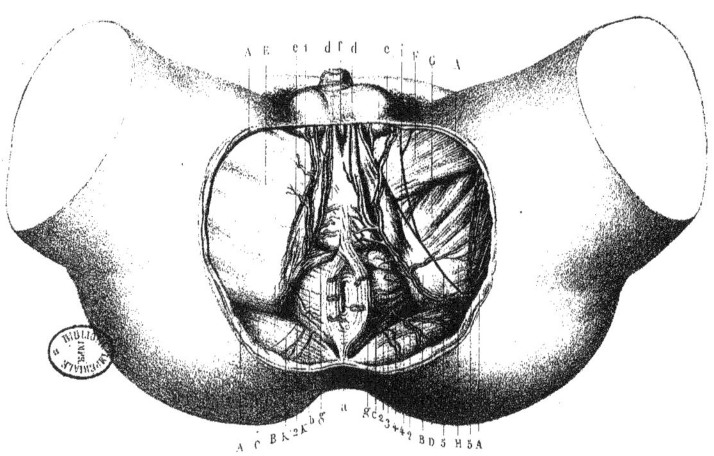
A E e1 d f d c i F C A
A C B K 2 k b g a g c 2 3 4 2 B D 5 H 5 A

PLANCHE II.

RÉGION PÉRINÉALE CHEZ L'HOMME.

Explication.

<table>
<tr><td>

Parties accessoires.

A, A. Coupe de la peau.
B, B. Tubérosités de l'ischion.
   C. Muscle grand fessier recouvert de son aponévrose.
   D. Le même après l'ablation de l'aponévrose.
   E. Aponévrose de la cuisse.
   F. Muscle droit interne.
   G. Muscle grand adducteur.
   H. Muscle demi-tendineux.
K, K. Branches fessières cutanées du petit nerf sciatique.

</td><td>

Parties contenues dans ce plan.

   a. Muscle sphincter externe de l'anus.
   b. Aponévrose inférieure du releveur de l'anus.
   c. Face inférieure du muscle releveur de l'anus.
d, d. Muscle bulbo-caverneux.
e, e. Muscle ischio-caverneux
   f. Portion spongieuse de l'urètlre.
g, g. Muscle transverse du périnée.
1, 1. Artère périnéale superficielle.
2, 2. Artère hémorrhoïdale inférieure.
   3. Nerf périnéal superficiel.
4, 4. Branches ano-cutanées du nerf honteux interne.
5, 5. Rameaux de la branche périnéale du petit sciatique.

</td></tr>
</table>

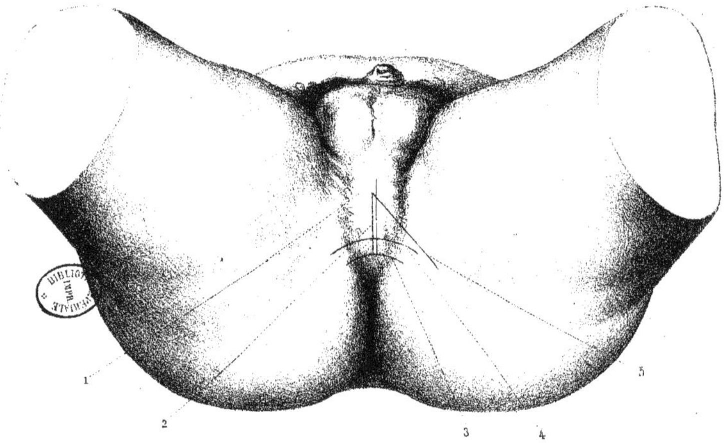

1. Taille de Marianus Sanctus. — 2. Taille médiane sous Bulbeuse (Buchanan, Dolbeau) ———— 3. Taille Prérectale Nélaton)
4. Taille Bilatérale (Celse, Dupuytren) ——— 5. Taille latérale (Frère Jacques, Raw, Cheselden, Le Dran, Le Cat, Frère Côme)

PLANCHE III.

N° 1. Incision extérieure pratiquée d'après la méthode de Jean des Romains et de Marianus Sanctus. — Elle est verticale en dehors du raphé et à gauche. — Elle s'étend depuis la racine du scrotum jusqu'au devant de l'anus.

N° 2. Incision médiane sous-bulbeuse, qui commence sur le raphé, à 3 centimètres au devant de l'anus, et qui vient se terminer à 5 millimètres de cet orifice.

N° 3. Incision pour la taille prérectale. — Procédé de Nélaton. — Incision courbe à concavité postérieure, dont la partie moyenne coupe perpendiculairement le raphé, à 1 centimètre 1/2 au devant de l'anus, et dont les deux extrémités arrivent à 2 centimètres des parties latérales de cet orifice.

N° 4. Taille bilatérale de Dupuytren). — L'incision embrasse l'anus dans sa concavité et coupe le raphé à 12 millimètres environ de cet orifice. — Elle se termine de chaque côté entre l'anus et l'ischion.

N° 5. Incision pour la taille latéralisée. — Procédé ordinaire. — Incision commençant sur le raphé médian, à 3 centimètres environ en avant de l'anus, et finissant au milieu d'une ligne étendue de l'anus au sommet de la tubérosité sciatique.

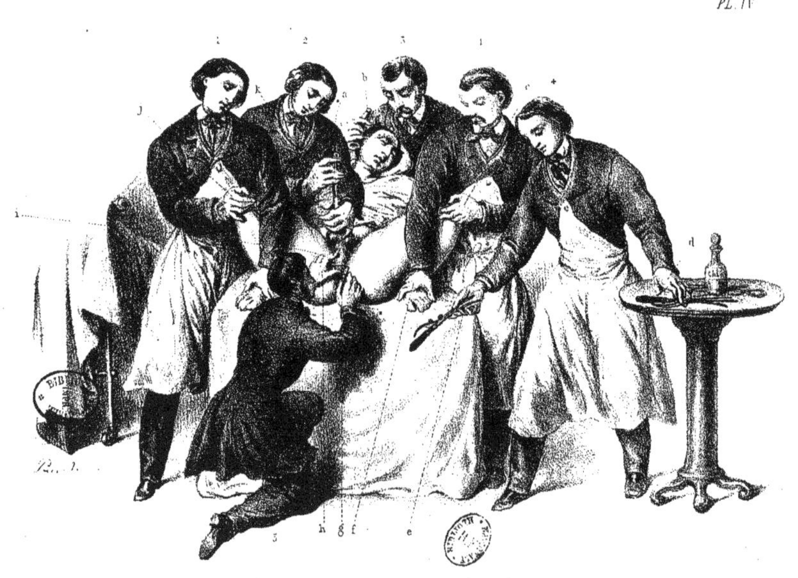

OPÉRATION DE LA TAILLE PÉRINÉALE.

Position du malade du Chirurgien et de ses aides

PLANCHE IV.

OPÉRATION DE LA TAILLE PÉRINÉALE.

Position du malade, de l'opérateur et de ses aides.

Placé sur le dos, la tête et les épaules un peu relevées, le malade est contenu par les aides, ainsi qu'il est indiqué ci-après :

On charge deux aides (n°ˢ 1, 1) de maintenir les cuisses et les jambes fléchies sur le bassin, en appliquant la main (*f*) sur le cou-de-pied et l'autre J, C sur la partie interne du genou. Un troisième (n° 3) soutient la tête du malade et lui fait au besoin respirer le chloroforme, cornet (*b*). On confie à un quatrième (n° 2), qui devra être instruit de tous les temps de l'opération, l'importante fonction de tenir par la main droite (*k*) le cathéter et de relever de l'autre (*a*) les bourses sans comprimer les testicules. Le cinquième aide (n° 4), placé à la droite du chirurgien, lui présente de la main droite (*e*) les instruments qu'il réclame, et tient à sa disposition sous l'autre main (*d*) les instruments. L'opérateur (n° 5) se place, le genou droit en terre, entre les jambes du malade, tend la peau du périnée entre les doigts de la main gauche H, I et fait avec la main droite (*g*) armée d'un bistouri convexe, une incision courbe (taille prérectale).

Noᴛᴀ. C'est à tort que le dessinateur a placé dans la main droite du cinquième aide (n° 4) le lithotome ouvert au lieu d'être fermé.

TABLE DES MATIÈRES

TAILLE PÉRINÉALE CHEZ L'HOMME

Pages

Introduction................................... 1

CHAPITRE Iᵉʳ. Notions anatomiques sur la région périnéale. 5

CHAPITRE II. Coup d'œil historique sur les différentes méthodes de taille périnéale....................... 15

CHAPITRE III. Description de ces différentes méthodes de taille périnéale chez l'homme...................... 30
   1° Taille de Celse ou petit appareil 30
   2° Taille de Jean des Romains ou grand appareil...... 37
   3° Taille latéralisée ou appareil latéral............. 41
   4° Taille bi-latérale................................. 44
   5° Taille prérectale.................................. 49
   6° Taille médiane sous-bulbeuse et lithotritie périnéale. 54

CHAPITRE IV. De la valeur des différentes méthodes de taille chez l'homme............................ 60

CHAPITRE V. Des soins préliminaires et consécutifs et des instruments propres a la taille................ 67
   1° Soins à prendre avant l'opération................. 67
   2° Position du malade sans liens et des aides. 67
   3°　　　—　　　—　　　avec liens.................. 68
   4° Les instruments.................................... 69
   5° Conduite à suivre après l'opération............... 74

FIN DE LA TABLE DES MATIÈRES.

Paris. A. Parent, imprimeur de la Faculté de Médecine, rue Mr-le-Prince, 31.

ERRATA.

Page 16, ligne   4, *au lieu de* disastreuse, *lisez* désastreuse.
Page 48, ligne 23, *au lieu de* y il, *lisez* il y.
Page 59, ligne 20, *au lieu de* fig. 15, *lisez* fig. 16.

NOTA. Page 71, dilatateur fig. 19. La lettre B indique un anneau en caoutchouc destiné à maintenir, ouvertes ou fermées,
les branches de l'instrument.

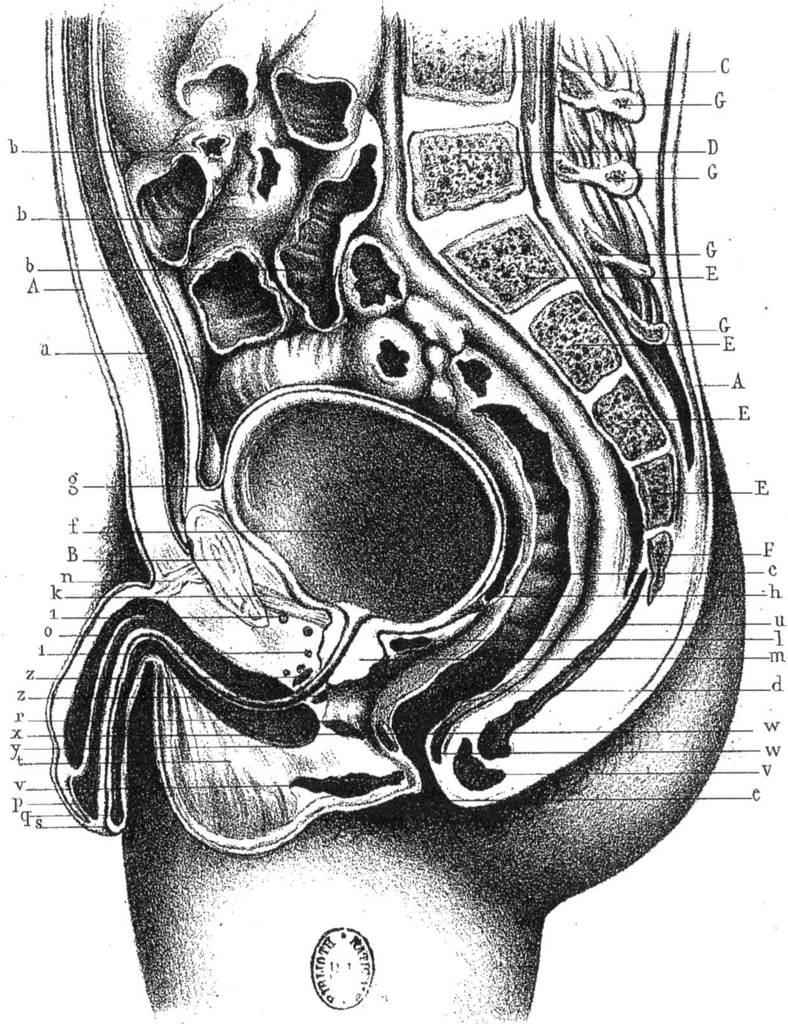
C
G
D
G
G
E
G
E
A
E
E
F
c
h
u
l
m
d
w
w
v
e
b
b
b
A
a
g
f
B
n
k
1
0
1
z
z
r
x
y
t
v
p
q s

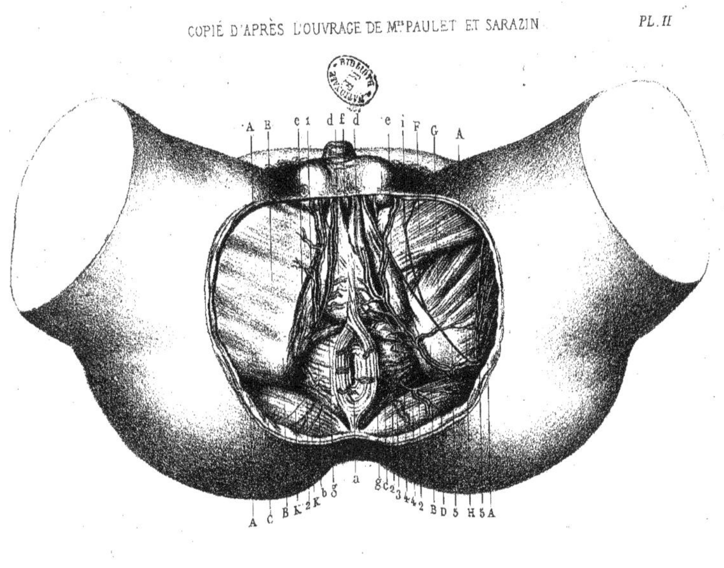
A B c 1 d f d e f F G A
a g c 2 3 4 2 B D 5 H 5 A
A C B K 2 K b 3

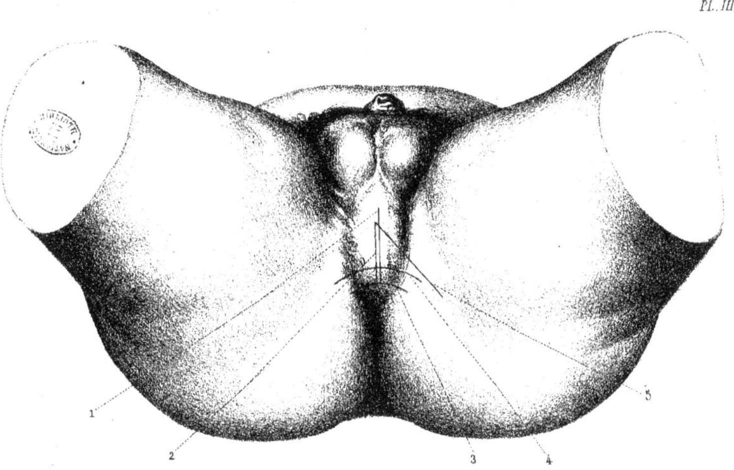

1. Taille de Marianus Sanctus, _____ 2. Taille médiane sous Bulbeuse (Buchanan, Dolbeau) _________ 3. Taille Prérectale (Nélaton)
4. Taille Bilatérale (Celse, Dupuytren) ___ 5. Taille latérale (Frère Jacques, Raw_ Cheselden_ Le Dran_ Le Cat_ Frère Côme.)

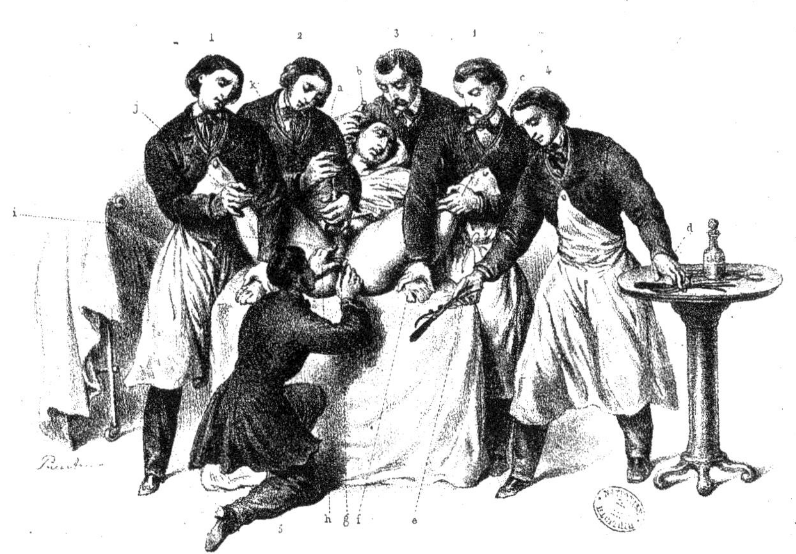

OPÉRATION DE LA TAILLE PÉRINÉALE.

9 782019 248154